新版

ケアを受ける人の心を理解するために

渡辺俊之

中央法規

新版にあたって

本書が最初に刊行されたのは、二〇〇五年です。老いた母のために故郷に帰り、新しい職場で福祉系大学の教員として仕事をし始めた年です。ケアを受ける人の気持ちを理解するための本を書いてほしいと言われ、書き始めると筆がのり、それまでの臨床経験や個人的体験を思い出しながら書きました。今から考えると、勤務していた大学病院で出会った患者さんへの気持ちの整理、死別して未解決だった祖父母への思い、親不幸ばかりしていた母への思いが、執筆の原動力になったのだと思います。

おかげさまで本書は好評のようで、これまで何度か増刷されております。また、本書を気に入ってくれた教員が、教科書に使ってくれていることも耳にしました。面識がない方から教科書に採用されたことは大変光栄です。ときどき学会などで、「推薦の本」にあげてくれたことも知っており、感謝の念に耐えません。

あれから、もう七年経ちました。その間に、母は再生不良性貧血で亡くなり、東日本大震災が起き、公私にわたっての喪失が続きました。しかし、「喪失は創造への過程なのだ」ということを、再び私は、確信しております。新版には、新しい知見を盛り込み、図やイラストも増やしました。ご一読、また、ご活用くだされば幸いです。

はじめに

　診療が終わった私は、その人が入所している老人ホームに車を走らせました。私が以前に診ていた患者さんです。一般に、医師と患者さんとの出会いは病院や医院の中での限られたもの。しかし、その患者さんが退院していった後も、私は、その人が気になっていました。

　Aさんは失語症になったために、財産管理能力の鑑定が必要となり、内科から私に依頼されてきました。六〇年間、定食屋の仕事をして一人娘を育ててきました。戦中、戦後と娘を育て生き抜いてきたのです。Aさんが八〇歳になった時に、娘が肺がんで入院しました。娘の病気がショックだったのでしょう。娘が入院中にAさん自身が脳卒中で倒れました。Aさんが入院している間に娘は急逝しました。Aさんの肉親や親戚は一人もいなくなりました。

　私は、病室でAさんに問いかけます。Aさんには失語症があるために、思いが言葉になりません。でも、こちらの言っていることはわかるようで、「うん、うん」とうなずいたりします。私は、Aさんの気持ちをもっと知りたいと思いました。失語症になった今、Aさんの人生を知る術はありません。私はいろいろなことを空想してみました。「夫と、どうして別れたのだろう」「どうやって娘を一人で世話してきたのだろう」「どんな一生だったのだろう」と、いろいろなことを考えてみました。

結局、Aさんは総合病院から老人ホームに移っていきました。通常は、それで患者さんとの関係は終了です。しかしその後、私は、孤独なその老人が、とても気になったのです。どうやら、私はAさんに情が移ってしまったようでした。どうしても、もう一度会いたくなり、小さな花束を持って、その老人が居している老人ホームを訪れたのです。失語症はそのままでした。しかし、私の顔は覚えていてくれたのでしょう。「うん、うん」と言って涙を流していました。私は、その時に、ああ、心が通じたと実感しました。

感情的な部分は抑えて診療にあたる――多くの医師はそうしているはずです。私も、大学病院や総合病院では、そうして診療にあたっていました。Aさんに限り、私はセンチメンタリズムに陥り、いつもの診療態度からは少々逸脱したことを行ってしまったのです。そして、その行為の動機づけを、帰りの車の中で考えてみました。

私の意識にあったのは、Aさんの人生を「もっと理解してあげたい」という精神科医の役割意識でした。しかし、もっと心の深い部分には、ずっと前から存在していた感情が関係していることを理解しました。それは、祖母に向けた思慕でした。私は祖母に育てられました。祖母が他界して一年だった当時、私は、祖母との再会を、その人との出会いに無意識的に重ねていたのです。

誰かの心に出会う時、我々は、自分を重ねたり、自分が出会ってきた人を重ねたりして、相手を理解しよう、共感しようという気持ちが働きます。ケアを受ける人の心の世界に出会う体験は、自分の心にあるケアの思い出に出会う体験なのです。

ケアには、広い意味があります。しかし、ここでは、一般的に活用されているケア、つまり医療・看護・介護領域における援助行為をケアと考えます。本書におけるケアを受ける人とは、診療所や病院で治療や看護を受ける人、施設や在宅で介護を受ける人であり、その人々の心の世界が本書の対象です。

私は、内科や外科の医師や看護師、介護専門スタッフ、在宅で介護している家族と話をすることが多いのですが、彼らの私への質問の多くは、ケアを受ける人の「心」についての質問です。「患者がわがままになって困る」「障害者になった母親が依存的になって困っている」「介護を受けたがらなくて困っている」「元気がなくなったようだ」など、質問の多くは、ケアを受ける人の心をどのように理解し、どのように関わるべきかといった内容です。

ケアを受ける人とケアに携わる人との間には、情緒的な人間関係が生じます。そこには、さまざまな感情が生じます。その感情は、感謝や信頼のような肯定的感情の場合もあれば、拒否や嫌悪などの否定的感情の場合もあります。このため、医療・介護従事者の疲労は、感情交流に基づく疲労が案外多いのです。ケアに携わる人が考えなければならないのは、身体的疲労と同時に精神的疲労といえるでしょう。

私はこれまで、大学病院や総合病院の中で、身体疾患や身体障害をもつ患者さん、つまり、医療、看護、介護を受ける人の心の問題に関わり、精神症状を示す人への診療を行ってきました。

患者さんは暗い表情をして「食事したくないのです」「眠れないのです」と言いながら、ベッドの上で私を待っています。私は、患者さんの態度や会話に気を配りながら、患者さんの訴えから、患者さんの心を理解しようと空想します。「重い病気を宣告されてつらいのだろう……」と思ったり、「明日の検査が不安なのかな」と思ったり、「家族のことが気がかりなのかな」と思ったりします。

患者さんの心の世界に近づく第一歩は、患者さんの置かれた状況に自分を重ねて、あれこれと空想してみることなのだと思います。そして、会話の中で患者さんが実際に体験していることを明確にしていくことです。

患者さんの心の世界を理解するのは一筋縄では行きません。実際に患者さんと話をしてみると、全く別のことで悩んでいたりすることもあります。自分が病気になったり、診療を受ける立場になったりしたことがないと、そうした状況に置かれた人の心を理解するのは難しいのかもしれません。その一方で、自分がケアを受けた経験があるからといって、ケアを受ける人の心が十分に理解できるとも限りません。自分の受けた体験が、先入観となってしまうことがあるからです。

実際、ケアを受ける人の心を他人がどれだけ理解できるかは難しい課題です。でも、ケアを受ける人には、共通する心理学的な現象も存在します。また、ケアを受ける人とケアする人との人間関係も、ある理論を活用すれば、とても整理しやすくなります。本書は、ケアを受ける人の心の世界について、精神科医の立場からまとめたものです。

二〇〇七年に日本は超高齢社会になり、医療や介護にかかる費用は増大を続けています。医療や介護にも市場原理が入るようになり、以前のような心に余裕あるケアができなくなっています。ケアの現場から心が抜け落ちていくような印象すら感じています。

私が出会ってきた多くの患者さんとの対話と思い出が本書を書かせてくれました。多忙な実践活動の中では、誰もがケアを受ける人の心への配慮が希薄になることは知っています。私もそうです。ですから、私は、こうした思い出を、自分のために、そして読者のために残しておこうと思ったのです。

本書が、医療・看護・介護に関わる人、医療・看護・介護を受けている人、これからケアの世界に進む人、これからケアを受ける人にとって、有意義な本になることを願います。

新版

ケアを受ける人の心を理解するために──目次

新版にあたって

はじめに

第1章　心の特性

第2章 心を理解するための理論

第3章 ケアが必要な人たち

第1章

心の特性

1 心の理解

(1) 理解に必要な感性と知識

心というものは目に見えるものではありません。そのために、理解の仕方にはさまざまな方法が考えられています。じっくりと面接をして心を理解する方法、心理検査のような客観的な指標を用いる方法、対象者をある種の状況に置いたり心理的負荷をかけたりして、その反応から心を理解する方法などさまざまです。

精神科医は、患者さんをよく観察したり、話を聞いたりすることで理解します。患者さんの表情、姿勢、態度、身振りなどを観察して、患者さんとの会話を通じて、心に近づこうと試みます。

暗い表情をしていて、前かがみの姿勢で、自信のないような態度、小さな身振りが観察されたりすると、「きっと患者さんにはつらい体験があって、否定的感情に心が支配されている」と思ったりします。目がひきつり、瞳が大きくなり、口元に力が入っていれば、患者さんは何かに怒りを感じているのかもしれません。精神科医が患者さんの心を理解する時には、患者さんの立場に身を置いて、患者さんの感情や体験を直感的に追体験して把握しようと努めるのです。

たとえば、穏やかな表情で微笑みかけてくれる人は、看護師や介護者に対して良い感情をもっているのでしょう。どこか、他人行儀で口数が少ない場合には、相手に対してあまり良い感情をもっていないのかもしれません。いずれにせよ、ケアの提供者は、ケアを受ける人の心について、あれこれと空想し、相手の立場や体験に身を置き、理解するように努めるべきです。こうした努力を示すことで、患者さんは他人から理解された、あるいは共感されたと感じるのです。

「相手の立場に身を置く」、よく言われることですが、簡単ではありません。相手の立場に身を置くためには、相手と同じような体験をいくらかもっているか、あるいは鋭い感性が必要になるといわれています。精神科医や臨床心理士、精神科看護師、精神保健福祉士などの心のケアを専門とする人の中には、かつて自分が思春期だった頃に悩んだ経験があったり、家族に心を病んだ人がいたりして、患者さんを理解するための理解や共感するための下地がある人が少なくありません。自分の体験、家族としての体験を通して患者さんの心に近づくのです。精神科医が、患者さんの心に接近できるのは、不安、落胆、悲しみなどを抱えた患者さんを経験的または知的に理解できるからです。

ケアを受ける人の心の理解についても同様です。自分がケアを受けた体験があれば、ケアを受ける人の気持ちに身を置くことができるでしょう。しかし、多くの援助スタッフはケアを受ける人より年齢が若かったりして、自分がケアを受けた体験をもつ人は少ないと思います。こうしたことも背景にあって、ケアを受ける人の心の理解は、容易ではないのです。長い間、一緒に生活してきた配偶者や子どもであれば、これまでの人間関係や性格の把握状況からケアを受ける人になった相手の気持ちを、ある程度理解できるでしょう。また、家族にケアを受ける人がいた人も、ケアを受ける人の心に近づけるかもしれません。こうした人たちは、おそらく、ケアを受ける人の表情や行動を観察するだけで、相手が否定的感情に支配されているのか、それとも肯定的感情を体験しているのかを、瞬時に読み取ることができるのかもしれません。しかし、こうした体験からの相手の心を理解することには限界があります。脳そのものになんらかの障害が生じている可能性がある場合や、何かの心理的ストレスが作用して精神障害が生じている場合の心の理解には、専門的な知識が必要になります。

戦争孤児のテレビを家族で見ていた時に、祖父は突然「かわいそうだあ」と言いながらオイオイと泣き始めました。強い祖父のイメージが心にあった私には、祖父のそうした弱弱しい態度や振る舞いが、当時は理解できなかったし、見るのも嫌でした。テレビの前で、祖父は涙をポロポロこぼして大声で泣いています。何が祖父の心の琴線に触れたのかわかりません。祖父の泣き声はどんどん大きくなっていきました。祖母と私は顔を見合わせて、「おじいちゃん、どうしちゃったんだろうね」と慌てました。祖父が大泣きした原因がわかったのは、ずっと時が経ってからでした。私は、医学部の授業の中で、当時の祖父の振る舞いを初めて理解しました。祖父の脳動脈硬化はずいぶんと進んでいたのでしょう。祖父の止まらない涙は、脳血管性認知症の「感情失禁」という症状だったのです。

心を理解するためには、相手の話に耳を傾けることです。会話の内容だけでなく、会話の応答やこちらに向けた態度からケアを受ける人がどんな感情に支配されていて、どんな考えを抱いているかを想像します。ただし、自分を重ね合わせて理解しようとしても理解できない時、共感しようと思って声をかけても相手に気持ちが届かない時には、相手の心に強い変化が生じていることがあります。この場合には精神医学や心理学の専門的な知識が必要となります。

(2) ケアを受ける人と追体験

簡単に心が理解できると思ってはいけません。相手の話をよく聞かないで、「あなたは○○で傷ついているのです」などと簡単に決めつけてしまう人が多いのですが、こういう態度は、逆に相手を傷つけてしまいます。単なる解釈の押しつけになってしまうからです。また、ちょっと関わっただけで、わかったつもりになるのも危険です。「別に何も言ってなかったから問題はない」と決めつけてしまうと、相手の気持ちに近づけません。その人にしか、その人の体験は理解できませんが、コミュニケーションが深まらなければ、他人の心は正確にはわからないのです。その人にしか、その人の体験は理解できませんが、コミュニケーションが深まれば、人間同士は心が通い合うでしょう。そこには、共感、理解、愛情、友情が生まれます。

内科医から深刻な病状を説明された後、病室に戻ってきたBさんは、黙ってベッドに座ると雑誌を読み始めました。看護師もひとまず安心して、Bさんが就寝するのを確認しました。深夜一時、巡回した看護師はBさんがベッドから離れ、一人で窓の外を見ているのを発見しました。窓の鍵は開けられ、Bさんは無表情でした。見回りにきた看護師は、Bさんの不自然な姿に気がつき、Bさんにベッドに戻るように告げました。ベッドサイドには妻にあてられた遺書が置かれていました。Bさんの昨日までの平静な心の状態は、もうそこにはありませんでした。当直していた私は病棟看護師と主治医から連絡を受けました。Bさんは、激しく落胆し混乱しており、面接室で面接をしたところ、「がんで苦しむのは耐えられない」と言って泣き崩れました。

心の状態というのは、通常は覆い隠されていて、他人からは見えないことがあります。特に、男性には、涙を見せることが恥ずかしいことのように体験されるため、他人には平常心を装った態度を見せ、本音の部分が他人に伝わらないことがあります。日本のうつ病患者は百万人前後います。うつ病が原因で命を落とす中高年の男性が急増しています。しかし、そうした人たちの何割かは、外面では平常を装い、内面で葛藤していることが多いのです。「他人に弱音を吐くのはプライドが許さない」「家族や友人に心配をかけてはいけない」「休むことはサボることだ……」と、心の中にあるさまざまな「禁止」の言葉が彼らの素直な感情表出を妨げるのです。そうした人たちは、心の奥ではとても苦しんでいたに違いありません。

ケアを受ける人の多くは、心が傷ついています。その傷つきとは、「他人に迷惑をかける」「他人の世話になることは恥である」「弱い自分を見せられない」といった感情に基づいています。そして、ケアを受けるという行為によって自尊心が傷つくのを避けようとするのです。逆にケアを受ける人の中には、過剰に依存してくる人がいます。そういう人は、もしかしたら、過去に依存した体験が少なかったのかもしれません。

ケアを受ける人の体験は一人ひとり異なります。介護保険が導入され、介護を実践するための技術や理論は整備されてきました。しかし、ケアを受ける人がどのような心理的体験をして、どのように世界を見ているのかを理解するための地図は十分に用意されていません。

精神科の面接では、患者さんの体験を追体験することから始めます。追体験とは、患者さんの体験に耳を傾け、「自分も同じように体験することを想像し、患者さんの感情を心に思い描く」ことです。ケアを受けたことがなければ、ケアによって生ずるさまざまな感情を、真の意味で追体験できないかもしれません。自分にケアを受けた経験があったとしても、新しくケアを受ける人の体験とは異なっているため、先入観がケアを受ける人の心の理解にバイアスをかけるかもしれません。しかし、追体験は心を理解するための重要な方法で、誰でも活用できます。追体験の能力は、多くの人に出会うことであったり、病者や障害者の体験記を読んだりすることで高まります。

私自身が本書に書いている内容がすべてのケアを受ける人に当てはまるとは限りません。私が関わってきたケアを受ける人の数は限られていますし、ケアを受ける人には個別性があるからです。百人の人には百種類の悩みがあるのです。

「自分の前にいるケアを受ける人」は、何に苦悩して、何を悩んでいるのでしょうか。彼らは、医療・看護スタッフや介護者に何を求めているのでしょうか。彼らは病気をどのように体験しているのでしょうか。病気や障害は彼らの心をどのように変化させたのでしょうか。読者のみなさんに必要なことは、こうしたことを空想してみることです。ケアを受ける人の心の世界を空想すると、我々の関心は、「病気や障害」そのものから、「病気や障害をどのように体験しているか」にシフトします。彼らの体験は、私たちが追体験できるものでしょうか、それとも理解できない体験でしょうか。認知症の人、精神障害者の体験は、なかなか追体験できません。そのために、精神医学の知識で、心の理解を補う必要が出てきます。

人間は、精神と身体に分化しているわけではありません。二つは相互作用しながら存在しています。また、人間の心の状態は、常に身体と環境の影響を受けています。身体が弱れば気持ちも弱くなることがあります。つらい環境に置かれれば心は疲労します。人間は、生物・心理・社会的存在です。ケアを受ける人の心は、生物・心理・社会的な関連から理解されるべきでしょう。

ケアを受ける人の心の世界を解き明かし、その世界に入っていくためには地図が必要になります。その地図になってくれるのがこれから述べる、いくつかの心を理解するための概念です。ケアを受ける人の心を把握するとはどういうことでしょうか。

ケアする人には、どんな心構えや準備が必要か考えてみましょう。ケアを受ける人が、病気をどのように体験し、どんな苦悩を抱いているか、どんな気持ちになっているかを判断しなければなりません。病気の体験は一人ひとり異なっています。病気の体験が患者や家族に与える影響も一人ひとり異なっているはずです。患者のインタビューで得られた情報から患者の心を理解するためには、優れた地図が必要になります。それでは、心を理解するための地図を提示しましょう。

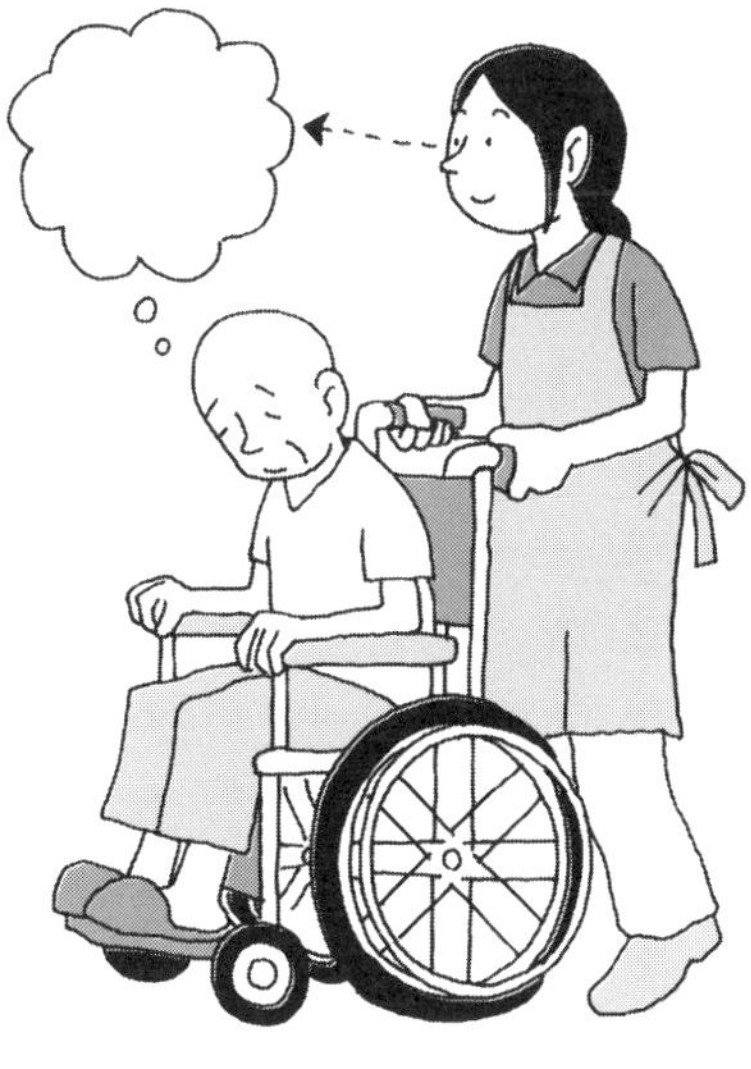

2　現実を把握する能力

(1)　意識状態の把握

「現実を把握する能力」とは、時間がわかるか、場所がわかるか、人の名前がわかるかといった単純な能力から、自分の状態、自分の置かれた状況、周囲から自分はどのように思われているか、将来について予測できるかといった能力に至るまで幅広いものです。空想と現実を区別し、善悪を区別できる能力でもあり、この能力は大人になるまでの間に発達していきます。年齢を重ねるということは、さまざまな体験に遭遇し、善悪の区別や物事を予測する能力が向上していくことです。病気や障害の体験も年齢によって異なりますし、ケアを受ける人の特性によって異なります。

まず押さえておくべきことは意識状態の把握です。意識が清明でない時には、現実を把握する能力は著しく低下します。寝起きや重い病気の時には、意識レベルが低下して正確に現実を把握できません。記憶障害や認知障害が出現する状態では、この能力が著しく低下します。

このように現実を把握する能力は意識状態の影響を強く受けます。ケアを受ける人が、自分の状態や周囲の状態を正しく理解するには、意識がはっきりしている必要があります。高齢者の場合、意識レベルは環境の変化によって大きく影響を受けます。認知症の人は、夕方から夜にかけて意識レベルが低下し、周囲の状況がわからなくなることがあります。脱水や発熱などの体調の変化も意識レベルに影響します。ケアを受ける人は、簡単に言うと、ボーっとしやすいのです。

意識状態の把握については、ＪＣＳというスケールが用意されています。医療現場や救急隊で活用されています。

(2) 感情の影響

激しい悲しみや怒りを抱えた人は、現実的思考ができなくなることがあります。このように現実を把握する能力は、感情の影響を受けます。

ケアを受ける人は否定的感情を抱えていることが多いので、会話の導入は大切です。私は、身体に焦

● Japan Coma Scale：JCS（3－3－9度方式）

Ⅰ（１桁）刺激しなくても覚醒している状態	
0	意識清明
1	だいたい意識清明だが、いまひとつはっきりしない
2	時、人、場所がわからない（見当識障害）
3	自分の名前、生年月日が言えない
Ⅱ（２桁）刺激をすると覚醒する状態（刺激をやめると眠り込む）	
10	ふつうの呼びかけで容易に開眼する
20	大きな声またはからだをゆさぶることにより開眼する
30	痛み刺激を加えつつ呼びかけをくり返すと、かろうじて開眼する
Ⅲ（３桁）刺激しても覚醒しない状態	
100	痛み刺激に対し、払いのけるような動作をする
200	痛み刺激で少し手足を動かしたり、顔をしかめる
300	痛み刺激にまったく反応しない

点をあてて「痛みはありますか」といった質問を最初にします。その後に「おつらいですね。気分はどうですか」と聞いてみます。質問についての返答の仕方、返答内容から相手の気持ちを測るのです。ケアを受ける人を支配している感情もこの時に明確になります。

ケアを受ける人の心に否定的感情（特に被害感）が存在していれば、このような内面を探るような質問に対して拒否的な態度を示すことがあります。自分の内面を伝えたくないのは、性格特徴による場合や、医療スタッフや介護者に対して否定的な感情がある場合です。私も関わりに失敗した患者さんがいました。

三五歳の男性患者が、神経内科から紹介されて私の外来を訪れました。原因不明の激しい頭痛のためです。その人は母親と二人暮らしでしたが、三か月前に母親を交通事故で亡くしていました。私は、その人の頭痛の背景には、「母親の死」が関係していると思い、面接でそのことを扱おうと思いました。「お母さんが亡くなられたのですね」「いま、どんなお気持ちですか」と普通に精神科医としての面接を始めました。ところが、彼の顔色は変わっていきました。そして、椅子から立ち上がり出て行ってしまいました。彼は、その後、私の診療態度についての不満を受付に伝えていきました。「自分は頭痛をみてもらいにきたのに、精神科に回され、おまけに話したくないことまで質問された。不快である……」。私はそのことを内省しました。彼は、母親の死を忘れようと努力していたのに、私は傷口に塩をすりこんでしまったのだと思いました。

一方、ケアを受ける人の心に、依存、感謝、安心などの肯定的感情が存在しているならば、心の内面についての質問は感謝をもって受け入れられるでしょう。患者は、葛藤、痛み、不安に共感してもらえたと体験するからです。相手の感情を理解し、こちらの思いが届くと、ケアを受ける人の現実を把握する能力が理解できます。

(3) 自分の病気の評価

さて、ケアを受ける人には、自分の病気や障害を的確に把握している人もいますが、とても過大評価している人、過小評価している人も存在します。そこで、ケアを受ける人が、自分の病気や障害についてどのように評価しているかを知っておく必要があります。

病気や障害の過大評価、あるいは些細な兆候を重大に思ったりするのは、いわゆる心気症状が背景にあることがあります。心気症状とは、自分の身体の状態が異常に気になったり、不安になったり、検査を要求したりする状態です。自分はがんではないかと思い込んだり、自分の余命はもう短いと思い込んだりします。心気症状の場合には、うつが隠れていることがあるので、気分の落ち込みがあるかないかをチェックしましょう。心気症状は誰にも出現します。

医学部六年生の冬。それまで勉強しなかったツケが回ってきたのか、国家試験の勉強が思うようにはかどりません。年末に行われた学内の模試でも不合格。私は、ひどく焦っていました。「あと三か月しかない。やるべき課題は山ほどある」不安で眠れない夜が続きました。二月の寒い日でした。ふと、私の左手にできた黒い斑点が気になりました。と同時に、激しい死の恐怖が生じたのです。医学生なら誰もが知っているメラノーマ（悪性黒色腫）が脳裏をよぎりました。予後不良の悪性のがんです。私は泣きたいような気持ちになって、皮膚科教授室に飛び込みました。「先生、メラノーマかもしれません！」と私が訴えると、厳しい表情で「うん」と言って、教授は拡大鏡をのぞきました。しばらくして、私をジロっと見て言いました。「君は皮膚科をきちんと勉強したのか。これは血豆だよ」。国家試験のストレスが、心気症状をもたらしたのです。

現代社会は、医学情報が氾濫しています。情報の氾濫はケアを受ける人を不安にさせることもあるでしょう。自分の病気を過剰に心配したり、将来に悲観的になったりしている時は、病気や障害を正確に把握していない場合が多いのです。また、そうした考えに陥る時には、ストレスがかかっていたり、少し「うつ状態」になりかけていたりすることが多いのです。

一方、ケアを受ける人が現実を過小評価してしまうこともあります。その最たる例は「否認」という現象です。自分の病気を真正面から理解しようとしません。病気や障害について「大丈夫だ」と楽観したりすることもあります。否認は、病気の恐怖や不安から自分を守る防衛機制なので、無理に現実を把握させなくてもいいのです。否認は日常生活を送っていく上で必要な防衛です。誰もが、何かを否認して生活しています。否認の対象はさまざまです。悲しい体験、別れの体験、悲しい思い出……現実を知ることで激しい否定的感情が出現する時、我々の心には否認が機能します。しかし、否認は深刻な問題を引き起こすことがあります。

私の患者さんとその娘さんの話。不眠症で診ていた七〇歳の老婦人は、悲しみにまみれて、私に言いました。「娘が亡くなりました。私が孫の世話をしなければなりません」。私は当然、娘さんは脳卒中や心臓発作などの突発的な病気で亡くなったことを連想しました。しかし、娘さんの死因は乳がんでした。「どうして乳がんで、突然亡くなったのですか」と問うと、「乳房にしこりが出来て大きくなってもほっておいて、毎日パートに出かけていたんですよ」と言います。しこりが破れ出血し、病院に行った時には手遅れでした。離婚していた娘さんは、小学生の息子のためにパートで家計を切り盛りし、自分の身体にはほとんど気をつかわなかったようです。娘さんには否認が働いていたのだと思いました。娘さんは、がんを疑い、それが脳裏をよぎったのでしょう。しかし、死への恐怖は、乳房のしこりを放置させてしまったようでした。家計のため、息子のためにと忙しさに自分を置いて、問題に直面することから避けていたのでしょう。私は、残された祖母と孫の人生、そして急逝していった娘さんを思い、切ない気持ちになりました。

否認については修正が必要な場合があります。それは治療の受け入れに影響する場合です。糖尿病の人が、厳格な食事管理が必要なのに、「大丈夫」と高をくくり、治療を受けないような場合、透析日にやってこない透析患者、がんと宣告されても「自分は気合で治す」と治療を拒否するような場合などです。この時には、少し否認をはずす配慮が必要になります。否認がはずれると、ケアを受ける人には、恐怖、不安、悲しみ、落胆が襲います。そうした否定的感情が出ることを、周囲の人は恐れてしまうので、否認はずしが必要な場合でも、なかなか現実の把握が進まないことがあります。ケアを受ける人の否定的感情を受ける覚悟を決めて、現実的問題と予想される事態を何度も伝える必要もあるでしょう。、否認をはずすことで、患者さんの生活が安全や安心を取り戻せるなら、あるいは健康になれるなら、現実を何度も伝えましょう。しかし、これが末期がんなどの終末期だと少し対応が変わってきます。

(4) 死に向かう人と否認

死を待つ人にとって、死の現実とつきあうことはつらい作業です。死はすべてをなくしてしまうからです。死に伴う痛み、死に伴う別れ、死の現実は、悲しみや落胆、時には怒りを生じさせるでしょう。死に向かう人は、必ず否認を使います。否認が機能しなければ、死に向かう人は、激しい否定的感情に脅かされて生活を送ることができなくなります。否認が死に向かう人の心を平静にすることに役立っているのであれば、そっとしておいてあげるべきなのです。死に向かう人にとって、死の現実に直面しそれを把握することは、たいした意味をもたないのです。否認を尊重してあげること、それはとても重要なことです。

その人の胃がんはすでに数か所の臓器に転移していました。内科医から依頼を受けた私は、彼の死の臨床につきあうことになり、「何ができるか」と自問してみました。研修医であった私は「死の不安について正直に語ることが大切に違いない」という誤った考えをもっていました。その人には、がんであることが告知はされていたし……しっかりとした中年男性でしたし、死について十分に語れると思っていたのです。中学生の娘さんが毎日、学校帰りに寄って花を添えていきました。私は彼に「どんなことを考えているのでしょうか」「何か力になることはありませんか」「不安ではないでしょうか」と遠回しに死への不安を扱おうとしました。しかし、その人は、ベッドサイドの花を見ながらポツリポツリと話し始めました。「先生が、そのことを話しにきたのはわかります……精神科医ですからね……。でも、そっとしておいてください。私は、今日のことだけを考えるようにしているんです」。彼は窓の外を見て話しました。死について考えないことの必要性を、その人は私以上に理解していたのです。

死に向かう人にとって、受け入れやすいことは何でしょうか。それは、病室の窓から見える木々の移ろいであったり、ベッドサイドにある花の香りであったり、毎日声をかけてくれる看護師の笑顔であったりします。明日よりも、今日、そして、今を実感して生きたいと思えれば、死の恐怖は少し遠のくのではないでしょうか。

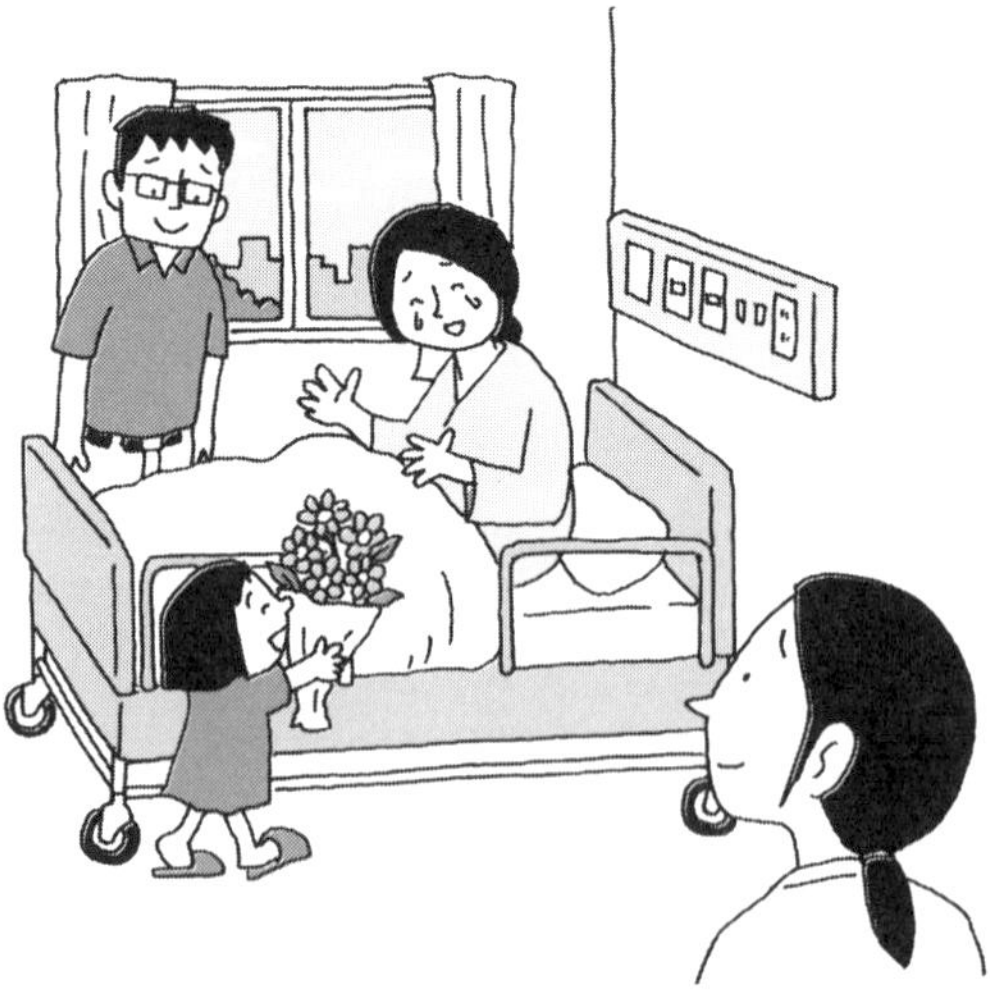

3　人間関係をつくる能力

人間関係をつくる能力とは、新しく出会った人と、コミュニケーションができて、情緒的な深い交流があり、互いの意見を言い合えるようになる能力です。

ケアを受ける人はケアする人と良い人間関係が築けるでしょうか。ケアを受けるということは、それまでに体験してきた人間関係とは異なる〈新しい関係性〉を新しくつくり上げていくことです。人間関係をつくる能力に長けていれば、ケアする人と、良い協力関係がつくれます。しかし、もともと人間関係が苦手な人には、ケアする人との協力関係が上手に築けず問題が生じます。

大工のCさんは八〇歳になりました。兄弟も亡くなり一人きりです。保健師が何度も訪問したのですが、「あんた、何しに来たんだ。帰りなさい」と追い返されてしまいます。町内では偏屈な老人として知られていました。Cさんは、もともと人間関係が好きなほうではなかったようです。人と話すことにとても気をつかうし、緊張もするのでしょう。時代は変わり、仕事もすっかり減り、今は年金でひっそりと暮らしていました。そんな境遇もCさんの心を被害的にしていたのかもしれません。痛めていた膝の具合が悪化して立てなくなりました。庭にも姿を現さないので、心配した隣の人が家を訪ねると、二日間寝たきりのCさんがいました。保健師が訪問し、緊急入院となりました。Cさんは、入院して初めて人から世話になる体験をしました。Cさんの被害感は改善し、介護の援助を受け入れる気持ちに変化していきました。

もともと人間関係が苦手な人はいるものです。そういう人たちにとって、人間関係とは自分の気持ちを癒したり、温かい体験につながるものでなく、緊張したり、不安になる体験になっています。彼らにとって人間関係は狭くて、ごく一部の限られた肉親や知人にしか心を開きません。見ず知らずの他人と交流をもつことは、自分に緊張や不安が起こるつらい体験であったりするからです。人間関係が苦手な人が、ケアを受けるようになった時は、ケアする人との関係がとてもストレスになるのです。こうした人たちの心には、不信感や被害感が支配しているために、ケアする人の配慮や善意の関わりすらも被害的に体験されたり、屈辱的に体験されたりすることがあります。

また、ケアを受ける人の中には、感情的で、すぐに落胆したり、怒りが生じたりするタイプの人もいます。激しい感情の波のために周囲には「関わりたくない」という感情を生じさせます。しだいにケアする人は、ケアを受ける人との心理的交流を避けるようになり、悪循環の関係性が形成されていきます。

人間関係をつくる能力については、ケアする人との「今、ここ」での彼らの人間関係のあり方から読み取れます。つまり「介護者」として関わる自分に対して、「どのような態度を向けてくるか」「どのような言葉を投げかけてくるか」などの、言語的、非言語的な交流から理解できるのです。また、家族がいるのであれば、ケアを受ける人の過去の人間関係の歴史を把握するとよいでしょう。Cさんのように、一人暮らしで、ひっそりと生活していた高齢者の場合は、人間関係が苦手なために、家族と疎遠になっていった可能性があります。周囲から偏屈に思われていたり、激しい気性のためであったりするために、家族が関わらなくなっている場合もあるからです。

ケアを受ける人は病気や障害をもったことで、不安、恐怖、怒りなどの否定的感情に支配されます。こうした否定的感情は他者に対する感情や気持ちを変化させます。かつて自分にとって重要であった人物に抱いていた感情や態度を重ね合わせます。医師に対して自分の父親に向けていた感情を投影したり、看護師に自分の母親を重ね合わせて見たりするのです。これは、誰にも起こる自然な現象です。これは、後で説明する「転移」という現象です。つまり、過去に父親や母親と良い体験をもっている人は、世話や介護を受けることにそれほど葛藤がないでしょう。しかし、両親から放置されたり、虐待を受けたりした経験がある人は、世話を受けることに対して、「何か裏があるのではないか」と被害的に思ってしまうこともあるのです。このようにケアを受ける人は、専門職との関係づくりに、自分の世話を受けた体験を無意識的に活用します。たとえば、他人に対して甘え上手な人は、ケアする人に上手に甘えるでしょう。適度に甘えられるほうが、病気のストレスには良いのです。しかし、甘えた経験がない人、甘えると怒られてしまった人、無視されたり、虐待されたりした体験のある人は、ケアする人の態度に対して被害的になりやすく、また攻撃的になるかもしれません。依存することが悪いこと、いけないこととして育てられた人は、医療スタッフに相談や依存をせず、なんでも自分でやろうとするかもしれません。

したがって、人間関係をつくる能力には、信頼感が大切です。ケアする人は、目の前のケアを受ける人から見て信頼感をもてる人でしょうか。信頼感は、安心、安全、依存心といった肯定的感情を発生させます。プラスの感情を向けられたケアする人は、今度は、肯定的感情をケアを受ける人に返してあげることができます。信頼感がもてない人には、否定的感情が人間関係を支配します。しかも、信頼感がないと、そうした否定的感情をケアする人に表出することすらしないでしょう。

怒りや悲しみなどの否定的感情に向き合うことを避けてしまうケアする人は少なくありません。がんの末期の人、重い難病の人に接する時には、激しい否定的感情が介護者側にも生じます。しかし、否定的感情が交流し合うというのも裏を返せば、親密感と信頼感があるからなのです。親密感と信頼感がなければ、ケアを受ける人は孤独を体験するでしょう。

ケアを受ける人は、どのような人間関係を築いてきたか、どのようにケアする人に関わろうとしているのか、基本的な信頼感がもてる人かどうかを理解しておくことが大切です。

4　感情のコントロール

人間は感情に支配されます。圧倒的な感情は、我々の価値観や道徳観まで支配してしまい、行動や態度に表れます。テロや戦争の背景には、怒りや悲しみなどの感情が存在していることからも理解できるでしょう。

どのような種類の感情が、患者さんの内面を支配しているのでしょうか。

病気になりケアを受けることになった人の多くは、否定的感情に支配されます。マスターソン（Masterson, J. F.）という精神分析医は、精神医学における黙示録の旗手として、悲しみ、空虚、絶望感、孤立無縁感、抑うつ、怒りをあげています。精神科を訪れる患者さんの多くは、こうした否定的感情を抱えていて、それに向き合い、それを処理していかなければならないのです。精神科医は、そうした感情のコントロールの仕方を話し合ったり、薬で手助けをしたり、否定的感情が生じる背景を探索していったりするのです。

否定的感情は身体状態そのものに影響することがわかってきています。精神免疫学では、うつ病の患者では免疫力が低下することを指摘されています。つまり、安定した感情状態を取り戻すことが、身体の健康にも役立つのです。不安、怒りなどの感情は言語化し、それを伝達できることが重要です。

ケアを受ける人を支配している中心的な感情を知ることです。感情に向き合う心構えで、相手に接することができれば、それだけでケアを受ける人は共感されたと体験します。

ケアを受ける人は否定的感情を抱えています。そのうえ、その感情に思考、態度、行動が支配されやすくなっていて、感情のコントロール力が低下しているのです。ケアを受ける人の感情コントロールについては、家族から話を聞くことで情報が得られます。「怒りっぽい」「すぐカーッとなる」「涙もろい」「落ち込みやすい」といったことが語られたら、感情のコントロールがうまくいかない人かもしれません。

病気に伴う激しい感情が患者を衝動的にすることがあります。何かを壊したくなったり、暴言を吐きたくなったり、物を投げたくなったりすることがあります。一番危険な衝動的行為が自傷行為や自殺です。ケアを受ける人が、「今現在、どんな感情に置かれているのか」「感情はコントロールできるか」「衝動的行為の危険性はないか」などについて判断する必要があるでしょう。自殺や自傷行為などの衝動的行為にかき立てる否定的感情は、「怒り」「無力感」「絶望感」です。こうした感情が、周囲に語られない時に、衝動的行為は現実化します。患者の感情コントロールの判断の一つとして、ケアを受ける人は、自分の感情をきちんと把握していて、それを他者に述べることができるかが大切です。

5　自己愛のあり方

自己愛というと、ナルシストや自分本位などの悪いイメージを抱く読者もいるかと思いますが、本来は、我々の生活になくてはならないものです。自分のことを認め、自分を愛することができないと、安定した生活を送れません。親から共感され愛されて育った人であれば、健康な自己愛をもっています。健康な自己愛とは、自分を愛せると同様に、他人も愛せるということです。そして、それは共感の源泉や目標達成の原動力になっていき、健康な自己愛は社会適応的に機能します。親から共感されずに育った人の中には、病的な自己愛を発達させる人もいます。それは、一人称の世界です。他人を自分の延長のように使用し、他人に対して共感性がなく、自分の見方でしか世界が見えない人、権力や地位への猛執、一方的に自分の自慢ばかりする人で、自己愛人格障害と呼ばれます。自己愛人格障害の人は病的自己愛のために、周囲との関係に問題が生じます。

自己愛のあり方は、常にケアを受ける人の心理状態に影響を与えます。ケアを受ける人も、健康な自己愛をもっていないと、生活に順応できません。つまり、病的な自己愛をもつ人がケアを受ける場合、他人から屈服させられたと感じるでしょう。ケアを受ける人の自己愛のあり方を評価することが大切です。

我々の自己愛を支えるものとは何でしょうか。それは人によって異なります。地位や名誉に自己愛を求める人、業績や作品に自己愛を求める人、恋人や配偶者に自己愛を求める人、容姿や服装に自己愛を求める人……読者の皆さんも、さまざまな世界に自分の自己愛の満足を求めているのです。

病気になりケアを受けるようになると、自己愛を満たしてくれた世界から離れることが多いのです。仕事から離れる、役職から離れる、人間関係が希薄になる、外見が醜くなるなど、さまざまな自己愛の傷つきを体験させられます。ケアを受ける人が病気になったことで、何を失い、何に一番自己愛を傷つけられているかを把握しなければいけません。

自己愛と感情は密接に結びついています。自己愛と感情が著しく変化する精神障害の代表が躁うつ病です。躁状態になると、自己愛は異常に高まり、何をやってもうまくいくと思い、万能的になり、他人に対する配慮がなくなり、壮快な気分が支配的になります。うつ状態になると、自己愛が異常に低下し、何をやってもうまくいかないように思え、自信はなくなります。心の中は、抑うつ気分という重苦しい感情が支配するようになります。

思春期・青年期の若者の自己愛は不安定です。彼らは自分を理想化して大きな夢を描いたり、逆に現実に直面してひどく落ち込んだりします。万能的な自己愛が満たされない若者は、自分を過小評価し、自分を「価値のない者」といった無価値感や「自信がまったくない」といった劣等感を抱えたりします。「ひきこもり」になる青年は、実際の生活や人間関係では、自分の居場所が探せないため、ネットやバーチャルな世界に身を投じ、自分を満たしていることが多いのです。

誰もが自己愛が満たされることを求め、自己愛が傷つくことを恐れます。自己愛が傷つくと落胆や幻滅が生じるからです。そうした落胆や幻滅を乗り越えて、新たな自己イメージを拡大していく人もいれば、立ち直れずにうつ病になる人もいます。勉強が不得意で運動が得意な小学生は、体育の時には自己愛が満たされますが、テストの時には自己愛が満たされません。

人が生きていくということは、自分の自己愛とどのように付き合っていくかということだと思います。自己愛は傷つくものです。予想されないことが身にふりかかったり、自分より要領よく成功していく人を見たり、病気や老いに直面したりと、人生は自己愛の傷つきとの戦いです。しかし、その過程で、私たちは現実を知り、現実を受け入れていく器を身につけていくのだと考えています。

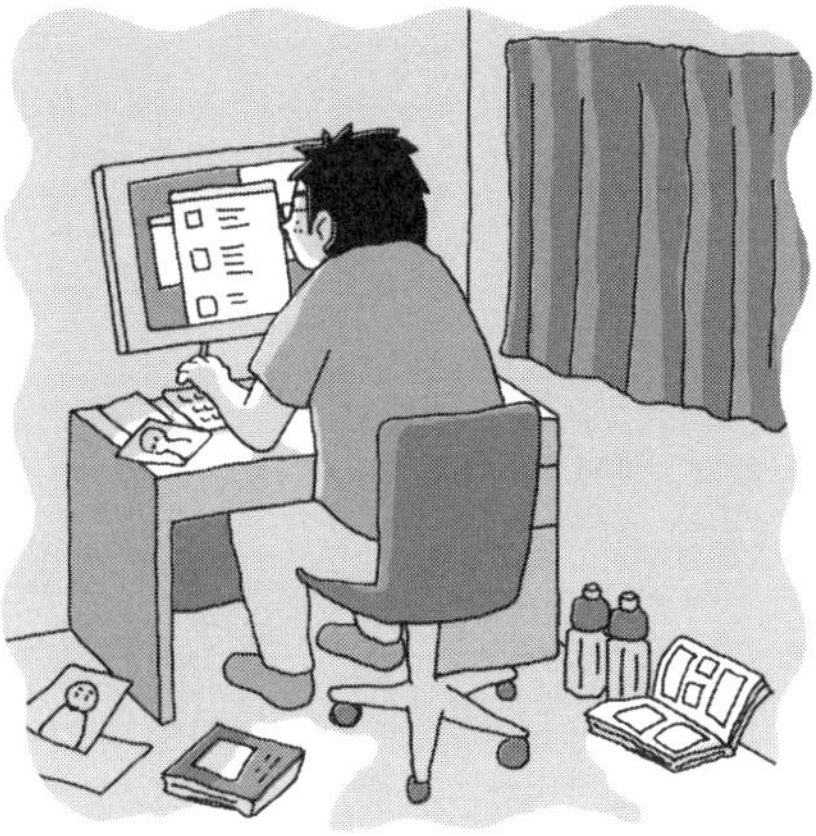

6　抑圧と否認

これまで述べてきた「現実を把握する能力」「人間関係をつくる能力」「感情のコントロール」「自己愛のあり方」は、自分や他人が意識できるものです。しかし、私たちの意識の下には無意識が存在しています。

人は、意識したくないほどつらい感情、体験、記憶をもった時、それを無意識に「抑圧」します。記憶、願望、葛藤、感情を無意識という心の深部に閉じ込めるのです。つまり、我々の無意識には、抑圧された感情、体験、記憶がたくさん閉じ込められていて、時々それが精神症状の形成、身体症状の形成、人間関係に現れてくるのです。

抑圧された感情が身体症状に転化することがあります。心の葛藤が身体の症状として現れるのです。

●抑圧

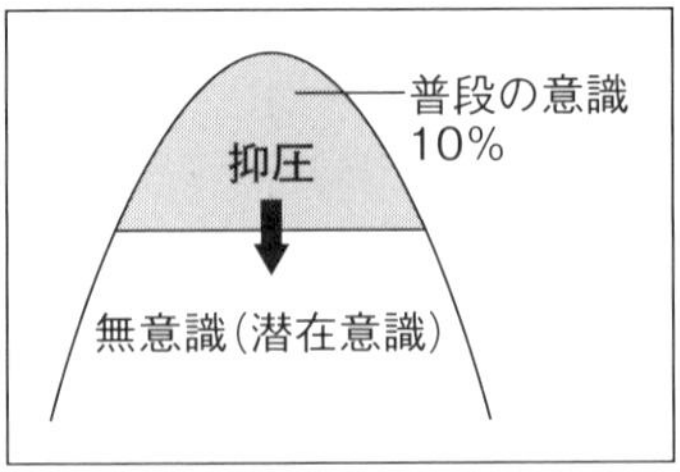

ある女性患者は、医師に依存したい、医師から気に入られたいという気持ちを抑圧しました。その結果として、原因不明の右足の麻痺が出現しました。いくつもの大学病院を転々とし、最後に精神科を訪れたのですが、彼女の無意識には幼い頃に、虐待する親から

逃げる避難所としての開業医、そして、父親のような医師に保護される願望があったことを面接で理解しました。

病気になるという体験は、心にさまざまな感情を喚起させます。その感情が激しすぎると心が脅かされます。それを防ぐために活用される防衛機制の一つに「否認」があります。否認は大切な自分を心理的衝撃から守る手段と考えたほうがよいでしょう。物事には良いこともあれば、悪いこともあります。たとえば、がんと宣告された時、現実検討する人は良い側面と悪い側面の両者を考えますが、否認が強いと、悪い側面は無視されて、良いことしか考えません。時には事例のように最初は、否認が働き、後になり現実に直面することもあります。否認はいつまでも続くとは限りません。突然、現実に直面して落胆が襲ってくることがあります。

六〇代の会社経営者のＤさんは、血便が出たということで外科外来を訪れました。最初に血便を見た時は「もしかしたら、がんではないだろうか」と不安を感じました。しかしすぐに、「健康管理してきた俺に限ってそんなことはない」とその不安を打ち消しました。検査結果は「直腸がん」。医師の告知に対して、Ｄさんはたいした表情の変化も見せず、「早く手術してください」と述べました。入院したＤさんは同室者に冗談を言ったり、看護師をからかったり、豪放磊落ぶりを発揮して病棟ではちょっとした人気者でした。周囲からは「がんだっていうのに、あんなに元気なのは、相当人格がしっかりしているからだ」などと言われました。手術日の前日、夜間、看護師がベッドサイドに行くとDさんがいません。慌てて病院内を捜すと、屋上にポツンと立っていました。その表情は、悲しみと落胆にあふれていました。このため、手術は一週間延期され、翌日、私はDさんに会うことになりました。Dさんの明るさは、がんであること、手術を受けることを、否認していたためでした。しかし、手術前日、否認が機能しなくなり、激しい否定的感情に襲われたのです。

抑圧と否認という防衛機制は、ケアを受ける人にはしばしば機能します。それが、医療を受ける行為や介護を受ける行為の妨げになっていない時には、そっとしておくべきでしょう。なにしろ、心を守る機能ですから。問題は、抑圧が強く、心の葛藤が身体症状に転化している場合、否認が強く医療を受けようとしない場合などです。抑圧や否認がはずれると、激しい感情がケアを受ける人を襲います。十分に否定的感情を受け止めてもらえる環境のもとで、患者さんが感情表出できれば、抑圧と否認が解けて、現実を考えるようになっていきます。

7 診断と理解

医学の目的の一つは診断名をつけることです。しかし、ケアを受ける人にとって重要なのは、診断されることよりも、理解してもらうことなのです。医療スタッフや介護者は、ケアを受ける人の個別性を明確にし、彼らの生育歴や生活状況、人間関係の特性などを理解し、彼らの心に近づくことが大切でしょう。心理的問題というのは、個々人でその程度や背景が異なります。そうした、個別的な違いを理解できるだけでも、ケアを受ける人は共感されたと思うに違いありません。

精神医学の領域でも診断は重要です。精神疾患は身体疾患に比べると多様性があるため、診断名をつけること自体に問題をはらんでいます。精神医学でも診断基準に基づく診断が行われますが、それは、楕円形のものを円に押し込めたり、何十色もある赤系統の色を、「赤」とひとくくりにしたりする要素をはらんでいます。そもそも、人間の心はアナログにできているのであり、デジタルな質問をして、当てはまる、当てはまらないで評価を終えるだけでは意味はありません。しかし、最近の精神医学は生育歴や生活状況などを無視して、評価尺度で何でもかんでも診断しようとする医師も増えています。そうした診療態度では、医学的診断はできても、彼らの心を理解することはできないでしょう。

時々、私は、医師や看護師から、「ケアを受ける人の心がわかる質問表はありませんか」と言われます。

質問表は、対象者の分類や研究の目的には有効でしょうが、日々の関わりに、それほど役立つものではありません。「はい」「いいえ」で答えてもらうだけでは、ケアを受ける人の心には十分に近づけないでしょう。個別性を理解してあげることのほうが、日々の関わりでは重要になるのです。

精神症状のチェックだけではなく、心のしくみや症状の成り立ちを理解するための理論が精神医学には用意されています。その理論は、精神力動的精神医学の理論です。これは、症状や行動特性を、患者さんの性格、環境（家族や職場など）の相互作用から理解するための精神医学です。ケアを受ける人の心のあり方、心の変化を理解するためには、本章に記載したさまざまな概念や理論が、理解を助けてくれるでしょう。

病室、リハビリテーションの訓練室、デイサービス、ショートステイなどの生活場面で、ケアを受ける人が見せるさまざまな行動や態度は、過去の人間関係を反映していると理解するとよいでしょう。家族から、ケアを受ける人の人間関係について聞くことは、人間関係における理解を深めて、円滑なケアに結びついていく可能性があります。

長い間一人暮らしであった老人患者は、片麻痺で入院してくるとリハビリテーションプログラムを無視して、病棟の中で、一人で歩こうとして何回も転倒しました。誰が言っても、一人でやろうとするのです。それについて、カンファレンスで検討されました。「なぜ、なんでも一人でやろうとするのか」。このテーマの背景には、彼の生きてきた人生が関係していました。中学を卒業し上京、工場を転々として、小さな町工場を立ち上げ、まさに裸一貫で人生をつくり上げてきたのです。彼にとって他人の世話を受けることは葛藤を伴うものだったのです。彼の人生哲学「成せば成る」という考えが、病棟での行動を支配していたのです。入院生活には、人生の生き方が見えたりします。一見すると理解しにくい問題行動も、ケアを受ける人の過去の人間関係を知ると、より深く理解できることがあるのです。

この事例の医療スタッフは、彼の行動を診断しているのではありません。彼の行動を彼の人生に即して理解しているのです。人は他人から自分のことを理解されると、心が通じたように感じるものです。この人も、看護師の「ここは病院だから、今までのように一人でがんばらなくてもいいですよ」の言葉で、医療スタッフに協力的になりました。理解されたからです。

「診断する」ということは、ケアを受ける人の病的な側面、障害の部分に焦点があてられます。誰もが、自分のことを診断されるのは良い気持ちがしません。弱い部分を指摘されて劣等感を体験させるからでしょう。

認知症の人は、診断をされることに敏感です。認知症を評価するには一連の検査を行いますが、それは、彼らの自尊心を傷つけることが、しばしばあります。もっとも、認知症の人でなくても検査を嫌がる患者さんはいます。それは、検査によって自分の問題を指摘されることへの抵抗がどこかにあるからです。

私が勤務している老人ホーム。最初私は、すべての入居者の認知症の程度を評価し、それをスタッフにフィードバックすることが重要な役割ではないかと思って出かけていきました。たくさんの認知症評価スケールをもって、そこに出向いて検査をしたりしていました。入居者は、記憶を確かめる検査になると顔をしかめたり、不安な表情になったりする人がいます。私は「この人たちに、精密に検査をやることの意味があるのか」と思い返し、アプローチの仕方を変えました。彼らは、診断されることよりも理解されることを望んでいたのです。私は、彼らの人生（生まれ、仕事、家族）について話をするようになりました。入居者たちは、昔話になると不鮮明な記憶をたどりながら、生き生きと話をはじめました。

医学的診断は医師でないとできませんが、理解することは誰にでもできることです。ケアを受ける人の心の世界は、診断や評価されるべき対象ではなく、理解されるべき対象なのです。

8　ケアを受ける人の感情

ケアを受ける人は、さまざまな感情を体験します。ここでは感情について説明しておきたいと思います。

感情というのは、日常的に使う言葉ですが、その定義は難しいのです。感情とはそもそもどのような要素から成り立っているのでしょうか。感情は他の精神活動とどのように影響し合うのかといった点については、まだ十分に解明されているとはいえません。

感情は、私たちの生活を支配し、生活や行動のエネルギー源になります。工藤力とディビット・マツモトは文化の切り口から感情について論考しています。なぜ感情が私たちの生活の中で重要なのかを、感情の普遍性、感情行動、感情と動機づけ、感情と人間関係という側面からまとめています。

感情の普遍性とは、「感情は誰にでもある」という点です。感情には国境がなく普遍的であるため、感情の普遍性を活用すれば、人と人とが話し合う共通の場がセットされると述べています。私は精神科医に成り立ての頃、妄想をもった統合失調症の人との関わりに困ったことがありました。何を言っても、話が

●感情の４つの側面

１．感情の普遍性
２．感情行動
３．感情と動機づけ
４．感情と人間関係

かみ合わないのです。薬を飲むことにも抵抗を示します。先輩医師は、「つらい感情に焦点をあてるんだよ」と教えてくれました。妄想に支配されている人も「つらい」という体験は私たちと共通です。私は「いろいろなことが頭に浮かんでつらいのでしょう」と伝えました。彼女とはそれで通じ合えたようで、薬を飲んでもらうことができました。こうしたことは、認知症の人の介護でもいえるのではないでしょうか。認知症が進み人格が形骸化しても、「温かい」「心地よい」という肯定的感情、「痛い」「つらい」という否定的感情は私たちと共通しています。感情の普遍性に焦点をあてることは、臨床上も重要です。

工藤とディビットによれば、感情行動に着目することの重要性を述べています。感情はあるタイプの行動と結びついています。私たちはさまざまな手段で感情を表に表すのですが、そのほとんどは非言語的行動を通して表現されるといいます。その中心になるのは顔の表情であり、態度であり、行動です。どのような感情がどのような非言語的行動に結びつくのかは人それぞれ異なっており、子どもたちを観察すればそれは一目瞭然であると述べています。感情行動という概念も、私たちがケアを受ける人を理解するうえで重要です。

感情と動機づけも密接に結びついています。ある行動はある感情によって引き起こされます。戦争やテロの報復が、怒りの感情に端を発していることがそれを証明しています。激しい感情に接すると、そうした感情を引き起こす場面から回避することもあるでしょう。ＰＴＳＤの人は、心的外傷を引き起こした場所や場面を回避します。ケアを受ける人も、感情と動機づけの関係が当てはまります。激しい否定的感情（劣等感、羞恥心など）が引き起こされるようなケアを受けた場合には、ケアを受けることすら避けてしまうでしょう。それまで、ケアを拒否しケアを受けたことのない人が、心地よいケアを体験できた途端、ケアを肯定的に受け入れるようになることもあるでしょう。感情は私たちの行動すべての動機づけに関係しているのです。

感情には人間関係を結びつける力があると工藤とディビットは述べています。集団に所属する者同士が互いに感情を共有し合う協調姿勢は、集団内の相互の結びつきを強め、一体化を促進させるのだといいます。感情を共有するという経験自体が、その集団の人同士を結束させるのに大いに役立つというのです。これは、しばしば組織や国家でもいえます。組織の長に対する批判的感情が部下たちの連帯感や一体感を高める場合があります。昭和天皇が崩御された時、国民には悲しみという感情が共有され、日本国民としての一体感を強めました。サッカーは、しばしば愛国心を高め、相手国への敵対感情を高めることが知られています。

このように感情は、私たちの生活に深く入り込み、影響を与えているのです。

感情を分類する方法は、さまざまです。快と不快、緊張と弛緩、激昂と沈静といった対立軸でしばしば分類されることが多いと思います。私は、こうした二分法に従って、ケアにおける不快な感情、逃げたくなる感情を「否定的感情」と呼び、快につながる感情、もう一度体験したくなる感情を「肯定的感情」と呼びます。ケアを受ける人には、欲求不満が高まると否定的感情が生じるし、欲求が満足すると肯定的感情が生ずるのです。

9　否定的感情

(1)　ケアを受ける人のさまざまな否定的感情

医療、看護、介護を受ける人は、さまざまな否定的感情を体験します。それは障害や病気を体験することに伴う感情であったり、ケアを受けるという行為に対する感情であったり、医療スタッフや介護者へ向けた感情であったりします。否定的感情は、体験したくない不快な感情であるため、ケアを受ける人はそれから逃避するような行動をとったり、それらを意識から排除したりしてしまうことがあります。ケアを受ける人が、激しい否定的感情に対処することができない時、医療、看護、介護場面ではさまざまな問題が生じてきます。

ケアを受ける人との出会いは、彼らが抱えている「感情との出会い」です。私はケアを受ける人に生ずる否定的感情を八つに整理し

●否定的感情の種類

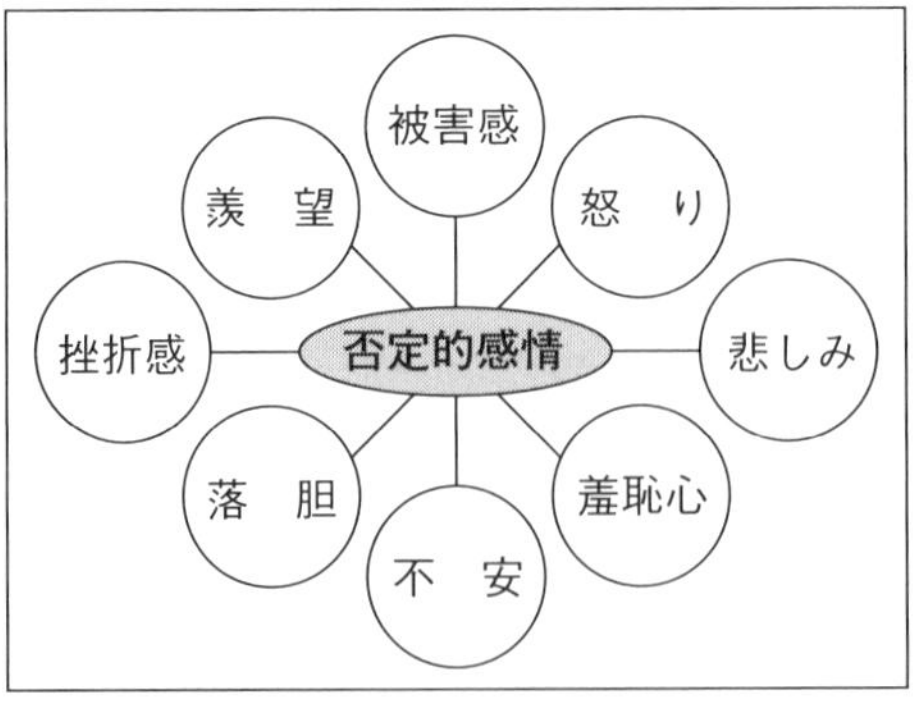

ました。それは①不安、②落胆、③挫折感、④羨望、⑤被害感、⑥怒り、⑦悲しみ、⑧羞恥心です。これらの否定的感情は、ケアを受ける人の心に、別々に生じることもあれば、同時に生じてくることもあります。

介護者は、ケアを受ける人がどのような感情に支配されているかを知っておく必要があるでしょう。

(2) 不安

不安は、高齢者、障害者だけでなく、私たちの心にもっとも生じやすい否定的感情でしょう。不安は、何か問題やトラブルがあった時に発せられる危険信号です。痛みや発熱などは身体の危険信号ですが、不安は最初に生ずる心の危険信号です。不安は、私たちをイライラさせたり、過度に身体への関心を高めたり、行動からひきこもらせたりします。不安の体験は人によって異なります。不安が生じる対象も人によって異なります。ある人にとっては全く不安にならないことが、ある人にとっては強い不安を体験する場合もあります。不安が背景にある障害に強迫性障害があります。強迫性障害の人は、ドアの鍵をかけたかどうか気になり、何回も、時には何十回も確認します。「洗浄強迫」といって、身体の汚れが気になる人もいます。菌が身体についていることを過剰に不安に思ってしまい、手を何回も洗うのです。

病気や身体的障害をもった場合には誰もが不安になります。むしろ不安を体験できない人のほうが問題です。病気や身体的障害は、自分を脅かしますから、危険信号としての不安が出現するのです。

弱った身体で高齢者が街を歩く時、障害者が一人で家事をする時、不安が出現します。今までやれたことができなくなった時、不安が高まります。初めて治療や介護を受ける時にも不安になります。

ケアを受ける人の不安は、さまざまな次元で体験されます。

第一が、身体そのものについての不安です。「身体の機能は将来改善するのであろうか」「どんどん悪くなりはしないだろうか」「再発したらどうしようか」「近い将来死ぬのだろうか」と、自分の病気や障害について不安になります。

第二が、人間関係における不安です。老化や身体機能低下により、社会や家族から取り残されていくような不安を感じます。自分一人が世の中から取り残されていく、誰も自分に近寄らなくなる、世の中や家族と自分が分離されていくような不安です。これは「分離不安」といって、幼い時の母親との分離が、再現されていると考えてもよいでしょう。高齢者の死への不安にも分離不安が関係します。高齢の夫婦がいがみ合いながらも一緒にいるのは、一人になる不安や死の不安のためかもしれません。

ケアを受ける人は新しい人間関係をつくらなければいけません。開業医、介護者、訪問看護師、ケアマネジャーなどの専門職との関わりが必要です。「いじわるな人だったらどうしよう」「自分のことを理解してくれるだろうか」「何か言われはしないだろうか」といった不安も体験されます。

第三が、罪悪感に基づく不安です。これは道徳観が強い人に生じやすい不安です。「自分はいけないことをしている」「他人に迷惑をかけている」「申し訳ない。すまない」といった気持ちを強く抱く時、この不安が生じます。

Eさん（四五歳、女性）は、胃がんが疑われ精密検査のために入院してきました。体重は一〇キロ低下し、顔色も悪く、身体もだるい。悪性疾患を思わせる所見がたくさんありました。入院してきたEさんは、主治医に「早く退院しないとだめなんです」「息子が来月受験なんですよ」「夫の外国出張もありますし」と述べます。

Eさんは、家族のことばかり話します。自分のことは上の空、家族の心配ばかりが心を支配していました。私は、その主治医から話を聞いた時、「置き換え」という心のメカニズムを思い出しました。Eさんは、自分の中にある病気の不安を家族への心配に「置き換え」ていたのです。それほど、Eさんは、本当は病気が心配だったのです。

しばしば、病気や障害をもった人には「置き換え」が働きます。彼らは、たとえば、病室の部屋のシミ、看護師の髪型、食事の味つけ、医師の服装、世界経済のことなどに不満を言ったりします。おそらく彼らは病気の不安を他のことに置き換えて解消しようとしているのでしょう。

不安になると、心悸亢進といって心臓がどきどきしたり、手のひらに冷汗をかいたり、顔から血の気がひいて顔面蒼白になったり、めまいがしたり、胸部圧迫感といって胸がしめつけられる気持ちになったり、食欲低下や排尿感（トイレに行きたくなる）などの状態になります。このように身体的感覚変化から不安を自覚する場合も多いのです。不安は、態度や行動に現れることがあります。手が震えてきたり、肩や首の後ろが張ってきたり、身体のあちこちを手で触れたり、ボタンをつまんだり、身体の皮膚や頭をかいたりと落ち着きがなくなります。不安は、生活の中にも現れます。過食、暴飲、喫煙過多、衝動買いなども不安が原因の場合があります。

一人暮らしが長かったFさん。ちょっとわがままで病棟の看護師の手を焼かしていました。手術の日程が決まりました。Fさんはヘビースモーカーでした。病棟内はもちろん禁煙です。Fさんは、喫煙室へ行きタバコを吸っていました。病棟のトイレで喫煙しているFさんを看護師が発見しました。「Fさんだめじゃないですか」と詰問すると、「手術が心配でね……落ち着かないんだよ」と答えました。手術の不安がFさんの喫煙量を増やしているのは明らかでした。

不安は、どのような形で表情や態度に現れるかは人によって異なります。ある人は、表情に出るかもしれません。ある人は、パニック発作のような激しい発作かもしれません。ある人は、無表情や会話の減少といった態度で示すかもしれません。ある人は、不安があるのに無理をしてニコニコしているかもしれません。不安は、痛みに置き換わるかもしれません。また、ケアする人への攻撃性や怒りに転じるかもしれません。

ケアする人は、ケアを受ける人の不安を感じ取らなければなりません。不安は誰にでも出現する共通の感情です。しかし、それが変形して出現していることがあるということを理解しておきましょう。コミュニケーションが深まれば、ケアを受ける人の「不安からくる振る舞い」を察知することができるようになるでしょう。

(3) 落胆

病気になること、ケアを受けるようになることは、将来の夢や希望を失わせます。我々は、予想外の出来事やショックな出来事に遭遇すると、最初はガッカリします。これが落胆といわれる体験です。落胆が激しいと、人間は身体から力が抜け、何も考えられなくなります。それはあたかも、感情がなくなったような体験、自分と世界が隔絶されてしまったような体験、自分がこの場にいないような体験であったりします。落胆の後から、悲しみや怒りなどの否定的感情がわき上がります。

ケアを受ける人は、身体機能のみならず、職業、家庭内の役割、レジャーや趣味、対人関係などさまざまなことが失われていきます。こうしたことが失われるたびに落胆を体験します。高齢者になるということは、得ることよりも失うことが多いのも事実でしょう。人間にとって落胆のきっかけは、至る所に存在しています。女性の場合は、更年期などの身体的変化によって、男性の場合は、定年などの社会的役割の変化によって年齢を自覚させられます。そのたびに落胆を体験するでしょう。どのような体験が落胆を引き起こすかは人によっても異なります。孫が生まれたことを喜びに感じる人もいれば、世代の交代を実感して寂しい気持ちになる人もいます。高齢者は、鏡に映る自分を見て「老いた」と落胆したり、階段の昇降で息が切れて「体力が落ちた」と感じて落胆したりします。身体障害者であれば、以前はできたことができないことに気づいたり、自分よりも先にリハビリテーション訓練を終えて退院していく人を見たりして落胆します。

同居していた祖父の姉が突然、亡くなりました。私は中学校から呼ばれて急いで家に戻りました。帰宅すると、町医者をしていた祖父は、ヘナヘナと診察室の椅子に座り込んでいます。祖父は身体から力が抜けたようになり、目は遠くを見ていました。それは、私が生まれて初めて経験した人の死であり、死を迎えた家族の反応でした。私は、立てないくらい落胆している祖父を見て、むしろ、そのことにショックを受けました。突然の死が人間に与える影響を痛感したのです。祖父の認知症症状は、そのあとに急速に進んだように思えました。

落胆が激しいと、人間の精神や身体に影響を与えます。配偶者が亡くなると後を追うように亡くなってしまう高齢者がいます。落胆は生命力自体に影響を与えるのでしょう。

落胆から回復せず、心がふさぎ、しだいに食欲低下や不眠といった症状が出てきたら、うつ状態を考えなければいけません。

(4) 挫折感

挫折とは、目標が達成できずに途中で断念することです。この時に生ずる感情が挫折感です。ケアを受ける人は毎日が挫折感との闘いです。昨日はできたことが、今日はできなくなっています。リハビリテーション訓練を勢いよくがんばろうと思っても、体調が悪くなると途中で断念しなくてはなりません。一か月後には会社に復帰することを目指して治療に専念してきたのに、再び入院することになったりします。意欲や希望が障害や疾病によって阻まれた時に挫折感が出現します。幼い頃から障害をもっていた人は、挫折感との闘いが人生の歴史の一部でしょう。日々の体験の中で、自分の障害に向き合わされます。障害をもつ子どもの親も、挫折感を体験します。健康な人が理解できないような場面で、障害者は挫折感を体験し傷ついたりします。

私の母は、幼い頃の障害で左の膝関節が曲がりませんでした。教師をやっていた母がめずらしく幼稚園の父兄参観日にやってきました。私はちょっと得意になっていました。母親と一緒にお遊戯をする時間になりました。他のお母さんは、子どもと一緒にダンスを踊り始めます。幼い私は母親にせがみます。「一緒に踊ろうよ……」。母親は立ったままです。母親は遠くを見ていました。「何で、踊らないの」と私はせがみます。母親は、踊らないのではなく、足に障害があるために踊れなかったのです。私がそのことに気がついたのは、しばらくしてからでした。大人になり、母親の体験してきた挫折感を理解した時、私には、母に与えてしまった悲しみへの罪悪感が、今でもわき上がります。

病状が進行する場合は、挫折感は顕著に現れるでしょう。三か月前までは自力でやれたことが、今日は介助を受けないとできなくなっている。先日まではよく見えていた外の景色が、今は霞んでよく見えない。トイレまでは自分で歩行して行けたのに、今は付き添ってもらわないと行けなくなった。こうした挫折感に打ちのめされ自信を失い、うつ状態に陥ることもあれば、強い不安が襲ってくるので自立的な行動を避けてしまう人もいます。挫折感からくる怒りを他人にぶつける人もいます。

挫折感は、体調が悪い時や感情が不安定の時に増強するでしょう。機能喪失の現実を知るのはつらい体験ですが、挫折感による日常生活への影響は最小限にとどめなければなりません。

(5) 羨望

ケアを受ける人は、自由を奪われています。主体的に動く、何かを選択する、新しい体験を得る……こうした自由を体験できません。手に麻痺がある人にとっては、落ちた箸を拾うことさえ大変なのです。歩行障害がある人には、数十メートル先のコンビニに行くことさえ大変です。障害をもった高齢者は、若くてエネルギッシュな人に比べると、自分は自由もなく、輝く未来もないように思えます。

ケアを受ける人にとって、ケアする人は羨望の対象になります。羨望とは、自分にはない知識や技能をもっている人、自分の手に届かない対象に対して、悔しさや怒りが複合した否定的感情です。羨望は誰にでも自然に生ずる心理ですが、羨望が強い場合には、人間関係を傷つけると同時に自分自身を傷つけてしまいます。

先に述べた自己愛が病的に強い人が病気や障害になると、激しい羨望の感情で自分が支配されてしまい、現実を検討する能力や対人関係にも影響が出てきます。

羨望は克服されるべき感情です。他人と比較することをやめ、自分の生き方、自分らしさを探すことです。羨望は自分の心の中にあるのであり、考え直すべきことは自分自身の内面です。

「先生に何がわかるんですか！」私はこの言葉を何回も患者さんから聞きました。がんの末期の患者さん、リストラにあって自殺企図した中年男性、脊髄損傷になった青年。患者さんは否定的感情に支配され、怒りを私にぶつけてきます。おそらくがんの末期の患者さんは、若く未来がある私に羨望を、リストラにあった中年男性は、医師という仕事の私に羨望を、脊髄損傷の青年は、自由に動く私の身体に羨望を感じたのでしょう。「先生に何がわかるんですか！」という言葉を聞くと、私にはどうしようもない無力感がわき上がりました。それは、彼らの抱えている無力感であったのだと思います。

(6) 被害感

被害感とは、「周囲が自分に冷たくしている」「周囲は、自分の存在を迷惑がっている」「悪意をもって自分をいじめている」といった感情です。被害感が支配すると、世界は温かい場所ではなく、自分に敵対的で迫害的な場所として体験されます。ケアを受ける人に被害感が支配すると、介護者は、自分を助けてくれる人ではなく、自分をいじめる人であったり、自分に悪意をもっている人であったりします。通常は、被害感をもっても、その一方で「そんなことはない」と訂正できるのですが、現実を把握する能力が低下している認知症の人の場合には、それが確信となることがあります。

六五歳のGさんは、夫と息子夫婦の四人家族です。Gさんは、優しく世話焼きで面倒見がよかったのですが、最近、物忘れがひどくなってきました。Gさんの認知症はしだいに進行し、誰の目にもそれは明らかになっていきました。最近は、朝に食事をしたことも忘れてしまいます。自分が食事をしたことを忘れ、「嫁は私に食事を出さない」と怒り始めました。Gさんは被害感に支配されており、嫁が自分にいじわるをしていると思い込んでいたのです。Gさんの被害感は夫にも向けられました。夫が会合のために遅く帰ってきた日、Gさんは、「私に黙ってどこに行っていたんだ。誰と浮気をしていたんだ」と言い始めたのです。夫は「会合に行くから遅くなる」とGさんに伝えたのですが、そのことをGさんはすっかり忘れてしまっていたのです。

認知症の場合、記憶障害を埋めるために、さまざまな妄想を形成することがあります。被害感に支配されている場合に、それは被害妄想となるのです。被害感に支配されている人は、周囲の言動や態度に敏感です。周囲が冷たい態度や言動をとると、被害感は助長されて、より妄想形成はエスカレートします。

私たちの心は、過酷なストレスが加わると原始的で幼児的な心理段階に変化します。これが後に述べる「退行」という現象です。退行した結果、思考や認知の仕方に歪みが生じてきます。誰もが退行すると被害感をもちやすくなるのですが、ストレスが軽減し、誰かから援助があると、退行から回復し、被害感は軽減するものです。おそらく、ケアする人とケアを受ける人との安定した関係があれば、ケアを受ける人の被害感は薄れるのですが、認知症の場合には、記憶障害が介護者の助力や行為を忘れさせてしまいます。その結果、ケアする人もケアを受ける人も被害的になり、ケアを受ける人の被害妄想が助長されてしまうのです。

被害感から現実検討能力が低下している時には、周囲から「思い込みすぎだよ」とか「悪い方に考えすぎだ」と言われます。こうした周囲の助言が、被害感に支配されている自分自身を客観的に見直すチャンスにもなりますが、激しい被害感はそうした他人の助言を無視してしまい、訂正が困難になります。

(7) 怒り

ケアを受ける人は、多かれ少なかれ欲求不満を抱えています。思い通りにいかない、何をやってもうまくいかない……欲求不満が高まると、欲求が満たされない障害を取り除きたくなります。ところが、ケアを受ける人の障害や病気は、簡単には取り除けません。フラストレーションは高まり、時にそれは怒りの感情に変化します。ケアを受ける人は必ずどこかに怒りを抱えていると考えていてよいでしょう。

高齢者や身体障害者は生活の不自由を日常的に体験するために、怒りを体験しやすくなっています。高齢者や身体障害者が「怒りっぽい」とみられるのはこのためです。トイレに行くのにも時間がかかり、思うようにスプーンを使うことができない、耳が遠くて相手が何を言っているのかよくわからない、昨日もまた眠れなかったというふうに、ケアを受ける人には怒りの引き金が日常生活の至る所にころがっています。

日常生活のあらゆる行為がストレスとなり、怒りが生じ、時に彼らはそれを他人に向けます。怒りと羨望が一緒に出現してきます。老いや障害をもつことになった運命を嘆くだけでなく、若い人や健康な人を羨望し、時には他人が「自分と同じようになればよい」と心ひそかに願ったりもします。

怒りはしばしば、医療スタッフ、介護者、家族に投げかけられます。看護が悪い、治療が悪い、介護が悪いと不満を述べ、周囲の人たちを怒りの受け皿にして、自分の怒りを処理したりします。怒りの感情がしばしば出現するのは、終末期の患者さんです。

医局に電話がかかってきました。二八歳の男性患者さんがナースステーションで騒ぎ始めたというのです。私は内科医と一緒に血液内科の病棟に駆けつけました。ナースステーションでは点滴のビンが倒れ、床に患者が座り込んで、「主治医を呼んでくれよ」と、大きな泣き声で叫んでいます。看護師と一緒に声をかけます。彼の怒りは私に向きました。「精神科なんか関係ねえ！」。彼の怒りは止まりません。看護師から事情を聞きました。昨日、「白血病が再発し、化学療法が必要になった」と主治医から伝えられたのです。今朝になり、急に様子が変わったのだといいます。彼にとって再発は、死の宣告と同じでした。行き場所のない怒りは、病棟スタッフに向いたのです。しばらく我々は、床に座り、大声で「ちきしょう」と叫ぶ彼を見守っていました。それしかできませんでした。三〇分ほどすると彼は、「すみませんでした」と頭を下げて自室に戻っていきました。

ケアを受ける人は、毎日のようにぼやいてみたり、時には罵声や攻撃的な言動になったりして、ケアする人には、怒りが投げ込まれます。しかし、行動や言動に転じた怒りの後には必ず罪悪感が生じます。それは、怒りを投げ入れる対象が、自分の全面的な依存対象であることを知るからです。私が遭遇した、その患者さんも、激しい怒りの後に、怒りの矛先が、自分をケアしてくれる看護師と医師であったことを知り、自責的感情に支配され、うつと不眠の治療が必要になりました。

(8) 悲しみ

身体が弱る、老いる、死の影が近づいてくる……悲しみが襲います。悲しみは、人間なら誰もがもつ自然な感情です。悲しみが体験できないのは、それを抱える器が心にないか、それを抱える準備が心にないからです。あるいは、悲しみが体験できないほど大きすぎるからかもしれません。悲しみは、周囲の人も悲しくさせます。悲しみを抱えた人に会うことは、つらいことです。悲しみは、ケアを受ける人の瞳に涙を流させます。涙を流す人を前にすると、私たちには、さまざまな感情がわき上がります。「どうやって泣きやませたらよいだろう」「もっと混乱したらどうしよう」という感情を喚起させたり、自分も同じように悲しくなったりするものです。涙を流すほどに悲しい人は、気のすむまで泣かせてあげればよいのだと思います。涙にはカタルシスの作用（感情の浄化作用）があって、すべての否定的感情を洗い流してくれるからです。

失語症になってしまったその人は、こちらの言っていることは理解できるのですが、自分の思いが言葉にならず相手に伝わりません。私は、ベッドサイドでその人とコミュニケーションしようと努力します。紙に書いてもらうにしても、右腕に麻痺があり字が書けません。結局、私の質問に対して、首を振りながら、はいといいえで答えます。「食欲がありますか」――いいえ。「夜、眠れますか」――いいえ。「リハビリテーション訓練は頑張ってますか」――いいえ。「悲しい気持ちがありますか」――この質問の後に、彼の目から涙があふれるように出てきました。私はやっと彼の気持ちにたどりつけたと思いました。言葉のない世界、それは孤独で悲しい世界だったのでしょう。彼の悲しみは私にも伝わり、私の胸にも熱いものが込み上げてきました。

喪失には悲しみを伴います。その悲しみを時には他人と共有することが大切なのだと思います。しかし、悲しみに向き合えない時、悲しみが大きすぎて押さえ込むことができない時、心には防衛機制が働きます。悲しみがないように、あっけらかんとしたり、何でもないというような態度で明るく振る舞ったりすることさえあります。

悲しみを無視し、悲しみは弱い人のものだと思っている人は、悲しみに負けているのだと思います。

(9) 羞恥心

他人から世話や介護を受けるという体験には依存が重なり合います。ケアを受ける人は、子どものように自分の身体を他人にあずけなければなりません。プライドの高い人にとって、他人から排泄の世話を受けることは、自尊心が傷つく体験です。ケアを受ける人にとって、最も対処に困る否定的な感情は羞恥心でしょう。多くの高齢者が、「歳をとって下の世話を子どもたちから受けるなら死んだほうがましだ」と言ったりしているのを聞きます。

ケアを受けることで、なぜ、羞恥心がわき上がるのでしょうか。身体的ケアは、入浴のケア、排泄のケア、食事のケアというふうに、ケアを受ける人の重症度に応じて、乳幼児期のケアの段階に後戻りしていきます。自立性を奪われ、周囲への依存が高まることは、弱い自分、劣った自分、子どもの自分を自覚させられます。プライドの高い人は、ケアを受けること自体が敗北となり劣等感を刺激され、羞恥心が体験されるのです。その背景には、自己愛的で理想的な自己イメージの傷つきが存在しています。私たちは自己愛により自分の中に理想的な自己イメージをつくりあげます。そのイメージが「自分は強く自立的である」というイメージであるなら、ケアを受けるという行為は自己愛を著しく傷つけるに違いありません。多くの人は、理想的な自己イメージを維持しようと努力していますが、ケアを受けるという行為が自己イメージを傷つける時に、羞恥心が体験されます。

自己愛の強い人やプライドの高い人は、「医者には絶対かからない」「自分でなんとか努力する」と言って医療を拒否することがあります。こうした医者嫌いの背景には、医療や介護を受けることで自己愛が傷つくこと、そこで体験する羞恥心への恐れがあるからです。ケアを受けることは、依存的な自分、弱い自分に直面することになり、屈服のような体験になります。

Ｈさんが、母親（七八歳）の身体の状態に気づいたのは、子宮がんがかなり進行してからでした。Ｈさんの母親は一人暮らし。一人息子のＨさんの嫁とは折り合いが悪く、時々Ｈさんが母親の様子をうかがいに行っていました。体重も減り、顔色も悪く、元気のない母親のことが気になっていました。生来、医者嫌いの母親は「病院に行こう」と言っても、「嫌だ」「嫌だ」の繰り返しでした。

吐き気と腹痛が激しくなり、母親は救急車で病院に運ばれました。母親がいなくなった家の整理をしていると、血のついた下着が何枚も洗濯籠の奥から出てきました。ずいぶん前から不正性器出血があったのでしょう。息子には知られたくないという母の一面をＨさんは初めて知ったのです。

高齢者の中には、医者に身体を見せることすら拒否的な人もいます。このために他人の世話を受けるどころか、身内の世話も受けるのを拒否する人がいます。そうした拒否の背景には、羞恥心が関係していることがあります。羞恥心に対するこだわりは個々人で異なるでしょう。介護者は、羞恥心という支配感情が時として介護拒否につながることを理解しておきましょう。

10　肯定的感情

(1)　ケアを受ける人のさまざまな肯定的感情

ケアを受けること、それは否定的感情だけを生み出すのではありません。介護者との関係が温かく円滑であれば、ケアを受ける人には肯定的感情が生起します。ケアを受ける人が肯定的感情をもってくれた時には、医療スタッフや介護者にも肯定的感情がわき上がります。介護の場面で肯定的感情が通い合うと、温かい情緒交流が生まれ、人間関係を深化させるのです。死期が近づいている人、その人にとって必要なものは、金でも、名誉でも、地位でもありません。むしろ周囲にいる人との温かい交流です。温かい言葉、温かい手、温かい微笑みがあれば、それで幸せなのです。

四〇代の女性の死期は近づいていました。まだ研修医を終えたばかりの私は、その人の担当になりました。死にゆく患者に何を提供していいかもわからず、ただベッドサイドに行き一五分くらい話をするだけでした。最初は、緊張感もあったし、重い気分で病室に行きました。しかし、私はしだいに不思議と、その人に会うのが楽しみになっていきました。

その人は、自分がやりたかったこと、やりたいことをずっと話していました。よく冗談も言う人でした。私は、彼女に、なんらかの逆転移感情（医療スタッフが患者さんに抱く感情）を体験していたのでしょう。その人は、意識がなくなる直前に、「先生の笑顔がよかったのよね」と言ってくれました。それが私への最後の言葉でした。悲嘆の中で、「私は何をしてあげたのだろう」と考えてみました。「二人の情緒がつながっていたことが、死にゆく彼女を孤独にしなくてすんだんだよ」と先輩は教えてくれました。

肯定的感情の種類は、さまざまです。愛着、依存心、信頼感、安全感、尊敬心、安心感、感謝、陽性の転移感情（親、兄弟、配偶者、恋人などに向ける感情）などがあげられるでしょう。これらは複合して体験されることも多いと思います。ここでは、ケアを受ける人が体験することが多い二つの感情、「安心感」と「感謝」について説明します。

(2) 安心感

母親に抱かれて授乳を受けている子どもは安心感でいっぱいで

●肯定的感情の種類

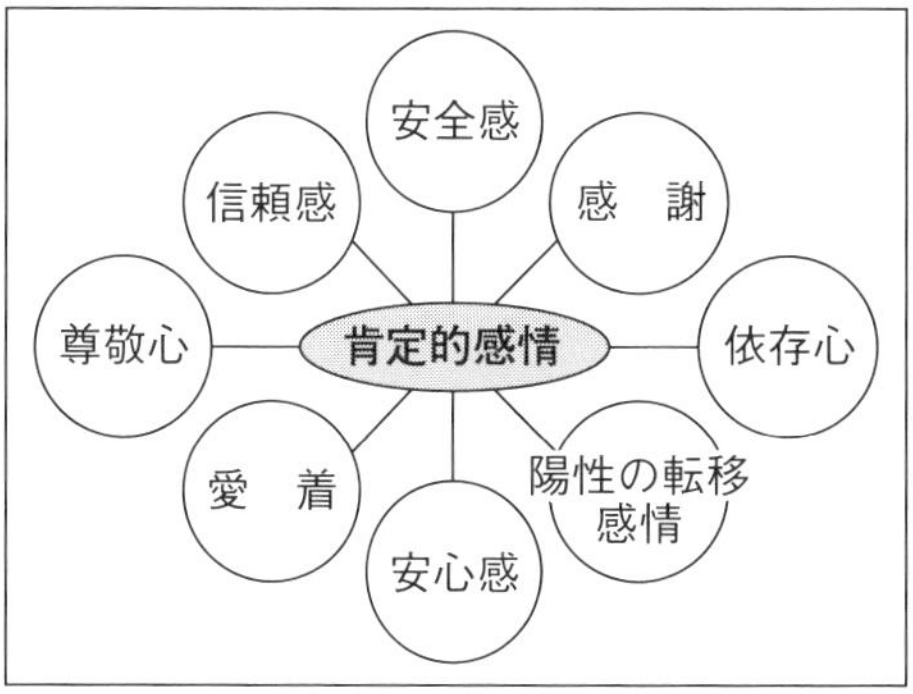

す。安心感の原点は母親のもつ絶対的な優しさに根ざしているのでしょう。無力で小さな自分を外敵から守ってくれて、必要な時におっぱいがもらえるからです。多くの人は、安心感を求めて生きています。夫が仕事から帰り、家でリラックスできるのは、家族という構造に自分が守られているからです。安心感は、外敵の攻撃から自分を守ってくれる空間と時間が提供されていることが前提になります。

自分で自分を守ることができる人は、一人でいても安心感が保てるかもしれません。しかし高齢者や障害者は、誰かに依存していないと不安が高まります。誰かと一緒にいることで安心感を体験できるのです。ケアを受ける人にとって、大切な感情は安心感でしょう。安心感があれば、介護者とケアを受ける人は安定した関係を維持できます。

いつも家族がそばにいてくれる、何かあった時には介護者と連絡が取れるという体制から得られる安心感は、介護を受けることによって初めて得られる感情です。ケアを受ける人は、不安や落胆などの否定的感情や、介護する人に対して羨望や罪悪感を抱くことがありますが、安心感はそうした否定的感情を打ち消してくれるのだと思います。

昭和三〇年代、祖父の医院の待合室は、サロンのようでした。近くの高齢者たちが集まってきて、がやがやと話をしています。中には毎日、通ってきている人もいます。具合が悪いわけではありません。高齢者たちは毎日待合室で茶飲み話に花を咲かせます。祖母がお茶を出したりするものですから、話が尽きません。診療が終わっても帰らないのです。その高齢者たちが欲しかったのは「安心感」だったのでしょう。高度成長の頃、息子たちは東京へ出てしまい、祖父の医院は、不安で孤独な高齢者たちの社交場になっていたのだと思います。祖父も祖母もそんなことを理解していたかはわかりませんが、幼い頃、待合室から聞こえてきたあの笑い声を、私は今でも懐かしいなぁと思います。

こうした風景は、昔よりも減ってしまいました。それは医療の簡素化や近代化の影響もあるのでしょう。地域住人のつながりが希薄になったことも影響しているのかもしれません。待ち時間は「社交の時間」ではなく、「退屈な時間」に変貌してしまいました。今でも、高齢者や障害者が求めている感情は安心感です。安心感のある医師・看護師・介護者に出会いたいと願っているし、安心感の体験できる場所を求めているのです。高齢者や障害者は、往診や訪問看護によって、治療や看護だけでなく、もっと大切な安心感を提供してもらっているのです。

祖父は、往診に行く途中、自転車で転倒し骨折しました。大きな往診かばんが、群馬のからっ風と雪にあおられて、自転車を田んぼ道の側溝にはめたのです。祖父は、足をひきずり家に帰ってきました。小学生だった私と弟は、骨折のため脱げないゴム長靴を、祖父が鋏で切るのを眺めていました。祖母はあわてて、お湯や手ぬぐいを持ってきました。祖父は、「往診に行けなくなった」と患者の家に電話を入れました。翌日、祖父の元には患者と家族が大勢見舞いにやってきました。「何かできることはないか」。わいわいがやがやと、我が家は忙しくなりました。どうやら「安心感」の提供先の一大事だったのです。祖父の存在は町の安心感だったようです。

ケアを受ける人は不安でいっぱいです。不安を解消する方法は、頼れる人の存在です。患者さんにとって、「そこに連絡すれば先生がいる」という感覚はとても大切です。精神障害者の場合にも精神科医の存在が重要です。境界性パーソナリティ障害（対人関係が不安定で、慢性的な空虚感と見捨てられ感情のため自傷行為を繰り返す）の患者さんたちは、精神科医が休暇をとるだけで、不安が高まったり、うつになったりします。「頼れる人がそこにいる」というのはケアを受ける人にとって大切な要素です。

(3) 感謝

感謝は、人間だけがもつ高等な感情ではないでしょうか。感謝は他人の言動や行為に素直にありがたいと思える感情です。感謝という肯定的感情もまた、羨望や怒りや悲しみなどの否定的感情を打ち消してくれるものだと思います。

温かいケアを受けると、ケアを受ける人には感謝の気持ちがわき上がります。感謝するという気持ちには、投影、つまり、ケアを受ける人がケアする人の心に同一化して、その気持ちを慮ることが基本になります。ケアを受けている人に、相手の気持ちを思いやるセンサーが機能しないと、感謝の気持ちは生じないかもしれません。つまり、ケアを受けて当然と思っている自己愛的な人には感謝の気持ちはわき上がりません。

感謝の気持ちの質や量は、ケアを受ける人の「依存をめぐる問題」とも関係します。両親や兄弟がどんなことでもやってくれて依存的に育ってきた人は、歳をとっても、周りが世話をしてくれるのが当然だと感じてしまいます。自分は誰かの世話を受けるのが当然と体験しているからです。また、自己愛が強くケアする人を自分の手足の延長のように思っている人には、感謝の気持ちはわき上がらないでしょう。自己愛的な人は、完璧に上手に対応してくれない医療スタッフや介護者に対して、不満や不平ばかりがわき上がるに違いありません。

感謝の気持ちをもてない人は不幸だと思います。人間関係は感謝し合うことで深化するものです。ケアする人に感謝が伝わらないと、結局、心のこもったケアを受けられないでしょう。ケアする人も人間です。不満ばかり言われる場合と、感謝の言葉をかけられる場合とでは、ケアの動機づけはずいぶん異なるでしょう。

ケアを受ける人の多くは、心では感謝を感じています。ところが、感謝を表現することには慣れていません。ケアする人は、ケアを受ける人が言葉で感謝を表明しなくても、毎日の受け答えや、毎日の表情から「自分は受け入れられている」と感じることが大切です。ケアを受ける人にとって重要なことは、感謝を言葉で表現することです。照れくさいことなのかもしれませんが、「いつもありがとう」「お世話になります」と言うことで、ケアする人に感謝の気持ちが伝わるのですが、なかなか、そうは言えない人が多いのです。

感謝が体験できない人は、先に述べた否定的感情が心を支配してしまっているからです。独立独歩で生きてきた人は、羨望や羞恥心などの否定的感情が心を占めてしまい、感謝の気持ちを忘れてしまいます。また、他人から親切にされたことのない人は、感謝の気持ちよりも、不安や被害感を感じたりして当惑してしまうことがあります。

感謝という感情は、相手の立場を尊重することで発生してきます。わざわざ忙しいのに時間をつくって見舞いに来てくれる子どもたち、他人の私に自分の親のように親切にしてくれる看護師さん、口は悪いが毎週、顔を出してくれる老練な先生、みんなそれぞれがケアの心で接してくれているのです。

最初に精神療法を行った患者さんとの思い出があります。大学生だった彼女の症状は過食と嘔吐で、その心理的背景には母親との間の自立をめぐる葛藤が存在していました。私は、ただ話を聞いていました。初心者の私には、それしかできなかったのです。精神療法というより、なんだか若い研修医と大学生の雑談のようなものでした。治療関係が十分に確立できなかったかもしれません。しかし、彼女の過食は治ってしまいました。スーパーバイザーは、治療を継続することを勧めていましたので、私は彼女の自己理解を深めるように治療継続を説得しました。ところが、彼女は途中でプッツリと治療に来なくなってしまったのです。私は、少々自信を失っていました。一か月して一枚の絵はがきが届きました。その患者さんからでした。「私は、さよならが言えないんです。そんな自分に気づかせてくれた先生に感謝します」と書いてありました。

この最初の患者さんの感謝の気持ちによって私は支えられて、その後も精神療法を専門とする精神科医を志す動機づけを維持することができました。ケアを受ける人の感謝は、家族、医療スタッフ、介護者など関わる人たちすべてに勇気を与えてくれると思います。

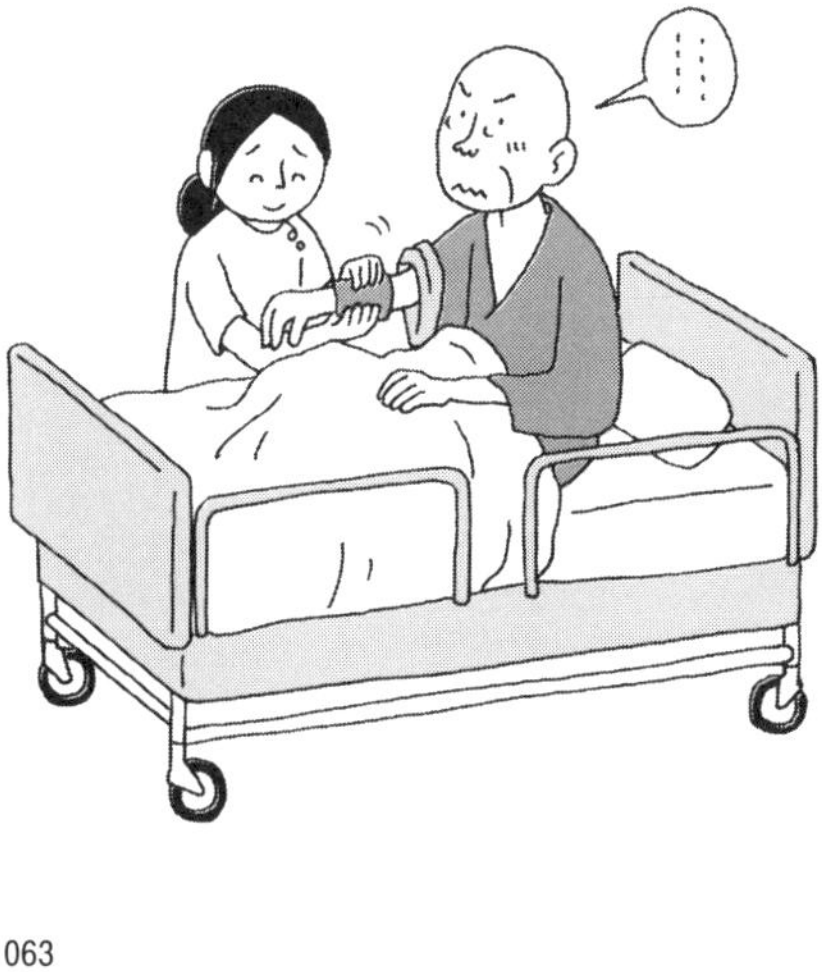

第2章

心を理解するための理論

1 精神力動的精神医学

他人の心を探索したり理解したりするためには、読み解いていくための理論が必要です。ケアを受ける人の心を理解するために、私は、長い期間、研修を積んできた精神力動的精神医学の理論を中心に患者さんを理解してきました。精神力動的精神医学とは、フロイト（Freud. S.）が創始した精神分析から発展した精神医学理論です。現在のわが国の精神医学の中心は、生物学的精神医学です。精神症状を正しく把握して、その症状を改善するための薬物を選択する。精神現象を脳の構造的・機能的問題に還元するように研究を進めていくといった学問が中心です。それらは、いわば精神障害者を対象にした学問であるため、本書に登場するような一般の人たちの心の理解には向かないのです。

認知症患者についていえば、生物学的精神医学中心の精神科医の視点は、脳の構造的問題や新しい薬の効果に向きますが、精神力動的精神医学を背景にした精神科医の視点は、認知症患者の体験や介護家族の心理的苦悩に向きます。ケアを受ける人が明らかな精神症状（うつ病、不安障害など）を呈している場合には、生物学的精神科医は上手に対応できますが、精神症状が出現していない人の心理的理解になると途端に対応できなくなってしまうのです。この傾向は、今日の精神医療全体にいえることであり、メンタル・クリニックに行っても薬しかもらえないという批判にも繋がっています。私は、ケアを受ける人の心理的問題を、精神力動的精神医学の概念や理論で理解してきました。そして、この精神力動的精神医学の理論が、ケアを受ける人の心に近づくための最も有効な理論であることを実感してきました。本章では、精神力動的精神医学の理論を中心にして、ケアを受ける人を理解するための概念を提示したいと思います。

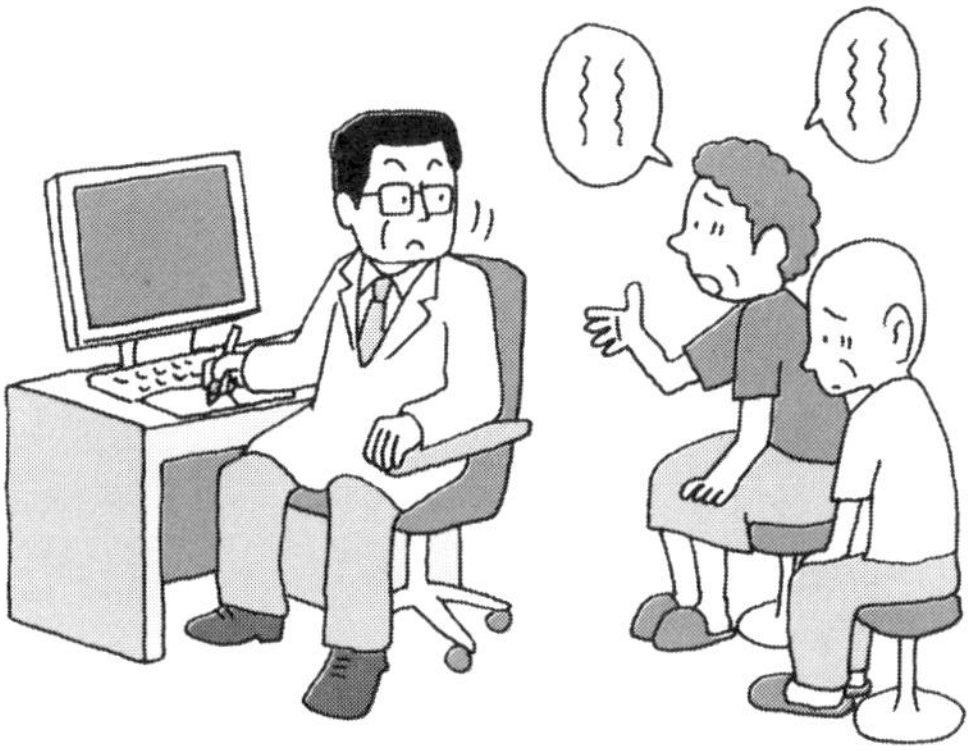

2 退行

(1) 心の機能が低下した時

退行は、ケアを受ける人だけでなく、すべての人間に生ずる精神現象です。誰もがショックな出来事があったり、とても疲労したり、ある特殊な環境に置かれたりすると、知覚、思考、感情、行動をつかさどる「心の機能」が低下します。その結果、認知（物の見方）が歪んだり、普段は考えないようなことを空想したり、特殊な感情がわき上がったりするのです。

医療現場や介護の現場では、子どもじみた言動や態度に対して「退行」という言葉を使うことが多いのですが、精神力動的精神医学では、退行とは心の機能が低下することを意味しています。退行は日常生活の至るところで生じます。

退行を発見したのはフロイト（Freud, S.）です。フロイトは精神分析の中で退行を明らかにしていきました。フロイトは、誰の心にも幼児期の過去が残っていて、それが、ある状況に置かれると出現してくることを発見したのです。

退行は、さまざまな精神分析家により概念化されていますが、クリス（Kris, E.）という人は、病的な退行と、自我のための一時的・部分的退行（健康な退行）に分けて説明しています。ストレスが加わり、神経症や精神病が発病するのは病的な退行です。退行する発達段階で、発現する精神症状が異なることが知られています。口愛期（生後一歳くらいまでの間で、母と子の授乳をめぐる心理的交流が大切な時期）へ退行すればうつ病、肛門期（口愛期に続く三歳くらいまでの時期で、母と子のトイレットトレーニングをめぐる心理的交流が重要な時期）に退行すれば強迫神経症、エディプス期（三歳から六歳くらいまでで、異性の親の存在が重要になり、心理的に男の子と女の子に分化していく時期）に退行すればヒステリーというふうに、精神分析では退行しやすい発達段階と精神症状をつなげて理解します。

「カラオケに行き、酒を飲み、歌を歌う」。これは、口愛期への健康な退行です。無意識の中では、おっぱいを飲んで歌を歌っている子どもに返っています。「好きな模型をコレクションして悦に入る」。これは、肛門期への健康な退行です。「恋愛ゲームで競争したり、戦争ゲームで勝ち負けを競う」。これは、エディプス期への健康な退行と攻撃衝動の発散です。

我々は、日常生活の中で退行を無意識的に活用しているのです。仕事

●退行しやすい発達段階と精神症状

発達段階	病的な退行 精神症状	健康な退行
口愛期	指しゃぶり、うつ病	食事、飲酒、カラオケ、読書など
肛門期	強迫性障害	コレクション、掃除、整理整頓など
エディプス期	ヒステリー（転換性障害）	ゲーム、スポーツなど

で緊張を強いられている一家の主は、家に帰ると「ゴロゴロして何もしない」。これも退行して緊張感を緩和しているのです。誰もがどこかで誰かを前にして退行しているはずです。健康な退行はエネルギーを補給してくれて活力を取り戻してくれます。誰もが退行する対象（場所、人、時間）を活用して緊張から解かれてリラックスしているはずです。その対象は妻であったり、夫であったり、友人であったりします。精神分析では、治療の中で退行させることによって、幼児期の葛藤が再現されてくるのを待ち、それを解釈したりして、自分の中にある幼児的葛藤を明確にしていきます。

病気になること、ケアを受けること、こうした体験自体が、退行を促進する要素をたくさんもっています。病気になるという体験は、人間を欲求不満の状態に置きます。欲求不満状態に置かれた状況で退行が生じます。退行した結果、不安、恐怖、被害感などの感情が出現することもあれば、こうした感情を緩和するために退行する場合があります。患者は不安や恐怖を緩和するために、医師や看護師に依存したりするでしょう。依存状況は、患者の心にある幼児期の体験を呼び起こします。看護や介護を受けるという行為は、受身的です。それは母親から世話を受ける体験に重なり合うでしょう。

退行すると、感情の変化、認知の変化、思考の短絡化、身体への関心の高まり、態度・行動の変化などが現れます。順に見ていきましょう。

(2) 感情の変化

退行すると、さまざまな感情が生じてきます。それは肯定的感情のこともあれば、否定的感情のこともあります。最初は、退行によって生ずる否定的感情について説明しましょう。否定的感情には「誰かに責められている」「きっと、自分のことを悪く思っているのに違いない」「何か裏があるのではないか」といった被害感と、「自分が悪かった」「自分に問題があった」「申し訳ない」といった自責感があります。

私は、疲れていました。医局長という慣れない仕事、管理業務、病院長や医局員との折衝はもとより、苦手なほうでした。医局長のメインの仕事は、医局員の希望や不満を聞き、病院と掛け合い、医局員を派遣する。私はストレスも重なっていたのか、風邪をひきました。無理をして大学病院まで出かけていった日、後輩から「派遣病院について相談」を受けました。いつもなら、そんなことは思わないのですが、なんだか、後輩が「わざと自分に負担をかけている」と感じたのです。私は「何でもかんでも、希望が通ると思うな」と後輩に怒鳴っていました。私の心は退行し、被害感でいっぱいになっていたからです。その後、「言い過ぎてしまった」と、今度は自分を責めるような気持ちになりました。自責感が襲ってきたのです。

被害感と自責感、これは誰にも生ずる感情です。この二つの感情の出現にも退行が関係しています。それを理解するうえで重要な理論を、クライン（Klein, M.）という精神分析家が紹介しています。

クラインは人格発達早期における不安とその防衛について解明した人です。生後一年ないし二年くらいに至るまでの乳児の心の世界について精神分析を通して明らかにしていきました。クラインによれば、人は精神発達の過程で二つの態勢を通過すると述べています。

最初の段階が妄想的・分裂的態勢（Paranoid-schizoid position ＝ PS position）です。この時期の乳児にとって自分以外の世界は、全体として存在はしていない分裂した世界です。一方は心地よい理想的な世界、もう一方は苦痛に満ちた迫害的な世界です。乳児はこの二つの世界を行き来しています。つまり、母親のおっぱいをくわえている時には、すべてが満たされて万能的で理想的な世界に自分が置かれていて、世界も幸せに包まれています。しかし、母親のおっぱいが存在しない時、おっぱいが欲しくても与えてもらえない時、一人きりにされた時、世界を苦痛にあふれた迫害的な世界として体験します。この時は、自分も良い母親も、すべて悪い世界に置かれてしまいます。この時には、乳児の中にある、生来からもっている攻撃性が外界や母親に投影されているわけです。二つの世界を行ったり来たりしている段階が妄想的・分裂的態勢です。この時に、乳児が体験する不安が「迫害不安」と呼ばれる感情です。迫害不安は、外的な世界を良い世界と悪い世界の二つに分裂させます。迫害不安に支配されている時には、世界は自分に対して敵対的で、疑惑にあふれていて、危険な世界なのです。迫害不安は、被害感の源泉になります。

しかし、しだいに、母親と一緒にいる良い体験の連続が、迫害不安を和らげて次の段階である抑うつ的態勢（Depressive position ＝ D position）に移行させることになります。抑うつ的態勢では、乳児は自分の攻撃性を外界に投影することなく、自分自身のものとして認めることができるようになります。良い母親も悪い母親も同じ母親の中に存在しており、同様に自分の中にも愛と憎しみが同居し、創造性と破壊性があることを知るようになるのです。つまり、対象と自己を「すべて良い」と「すべて悪い」に分裂させずにアンビバレンス（両価的）に見られるようになります。良い世界と悪い世界の統合は乳児に葛藤を生じさせます。乳児は、自分の中にある攻撃性が、良い対象、良い母親を破壊してしまうのではないか、あるいは破壊してしまったのではないかという不安に悩むようになるからです。この時に生ずる不安が「抑うつ不安」です。この抑うつ不安は、罪悪感や喪失感を生じさせる原型になっていきます。つまり自責感の源泉です。

乳幼児期に通過してくる二つのポジションは、大人になってからも我々の心の中に存在しています。喪失体験やストレスにより、我々は妄想的・分裂的態勢に退行して、迫害的・被害的な不安から被害感を体験することもあるでしょう。抑うつ的態勢に退行して、抑うつ不安から自責感を体験することもあります。仕事でミスをした時にも、体験の仕方は人によって異なります。上司から責め立てら

●退行と感情

段階	0－1歳くらい	1－2歳くらい
態勢	妄想的・分裂的態勢	抑うつ的態勢
不安の種類	迫害不安	抑うつ不安
出やすい感情	被害感	自責感

れて自分がリストラされるに違いないと不安を感じている患者は、妄想的・分裂的態勢に退行して、迫害不安を体験しているのであり、自分の責任で会社に多大な迷惑をかけてしまい会社が倒産するのではないかと自責感を体験している患者は、抑うつ的態勢に退行して、抑うつ不安を体験しているのです。どちらの態勢に退行しやすいか、どちらに退行するかは、各々のパーソナリティ特性やストレスの程度、その人が置かれた状況にもよります。

ケアを受ける人は、疾患や障害により欲求不満が高まり、その結果、退行が生じます。同じケアでも、ケアを受ける人の退行の水準により、体験が異なります。被害感が強い場合には妄想的・分裂的態勢に退行しているのでしょうし、自責感が強い場合には抑うつ的態勢に退行しているのです。こうした退行は、介護者との関係が安定していくことで、あるいは障害から回復していくことで、あるいは時間的経過により回復します。

リハビリテーション病棟に入院中の七〇歳のIさんは、ケアをする看護師に対して「すまない」「申し訳ない」と毎日、頭を下げていました。Iさんは、肺炎を併発して、機能低下が進みました。看護師から排泄の世話を受けるようになると、しだいに口数が減ってきたのです。「こんなことまで若い看護師さんにやらせて、なさけない」とぽつりと述べました。Iさんの母親は、五歳の時に死亡しており、Iさんは母親代わりに弟たちの面倒を見て、七〇歳まで一人暮らしで生きてきたのです。Iさんは早期から自立して生活してきました。Ｉさんにとって、ケアを受けることは、自尊心をとても傷つける体験だったのです。排泄の世話は、Ｉさんの自尊心をすっかり傷つけてしまい、激しい自責感を生じさせていたのです。

私たちが妄想的・分裂的態勢に退行している時には、被害感が支配するため、他人に対して疑い深くなったり、被害的になって怒りっぽくなったり、詮索したくなったり、他人を批判的に見たりするようになっています。抑うつ的態勢に退行している時には、自責感が支配し、劣等感を感じたり、罪悪感、罪責感を感じたりします。問題の責任はすべて自分にあるように体験し、生きていることすら罪悪になる場合もあります。

退行している自分に出会った時、今自分はどちらの思考様式にいるのかが自覚できると、「ああ、自分は今、妄想的・分裂的態勢に退行しているのだな」「なぜ、退行したのだろう」と内省することができます。

(3) 認知の変化

強い不安を体験している時、人は誰かにすがりたくなります。この時には退行が生じていて、すがる相手は、たくましくて立派な人に見えています。退行は、認知にも影響します。それは、自分の置かれた心理的状況と補完し合うかのようです。つまり、被害感に支配されている時には、周囲の人たちは、自分に敵対的で、不親切で、いじわるに認知されたりします。自責感に支配されている時には、周囲の人たちは、皆、自分より優れていて、立派な存在に見えたりします。

私は、一度だけスキューバダイビングをやったことがあります。仕事仲間に誘われて嫌々ながら伊豆まで出かけていきました。水泳は苦手、なんだか少しも楽しい気持ちになれません。若いコーチも生意気で嫌な感じでした。さて、海にもぐる前に、重いタンクを背中にのせて、水中マスクをつけて五メートルの海水タンクの中にもぐり、マスククリーンという、マスクに入った水を鼻で抜く作業があります。五メートル下で水抜きに失敗し、水を飲んでしまい、パニックのようになりました。私は、上にあがろうともがきます。ところが、一緒にいたコーチは水中に私をとどまらせ、首を横に振り、下で水を抜かせました。後で聞くと、深い海底から急速に浮上すると危険であり、パニックになっても、仲間が冷静に対処してくれることを理解させてくれました。若い生意気なコーチが、なんだかとても立派に見えてきました。水中での恐怖が私を退行させ、コーチへの認知が変化したのです。

不安が高まると、我々は退行します。医療において退行がはっきりと現れるのは、手術を受ける時です。「手術を受ける」という体験は、麻酔をかけられ命を完全に他人に預ける体験です。患者さんの多くは、執刀医に対して不安と期待といった二つのアンビバレンス（両価的）な感情を抱きます。不安を消し去るために、執刀医を理想化します。「あの先生に任せておけば大丈夫」「あの先生は腕がいいから大丈夫」というように思うようになります。そうでも思わないと不安だからです。理想化が生じるわけです。麻酔から覚めて、再会する先生の姿は、優しく、そして頼もしく映るのです。

精神療法でも患者さんは退行します。自分の内面を語っていくにつれて、患者さんは自分を語らない精神科医に、さまざまなイメージを投影します。ある患者さんは、私の年齢を実際より一〇歳も年上にイメージしていました。何かのきっかけで、私の実年齢を知ると、「もっと年配で頼れる人かと思っていたのに」と少し失望を感じているようでした。私は、年齢より若く見られることのほうが多いので、この体験は意外でした。その患者さんは退行して、私に父親のイメージを重ねていたのです。

(4) 思考の短絡化

人間であれば、常に思考しています。思考の特性は個々人で異なっています。自分が置かれた状況をどのように判断するか、自分の行く末をどのように予測するかといった能力は、知能や年齢によっても異なるでしょうし、男性と女性でも異なるかもしれません。しかし、大人であれば、思考の内容や形式は、互いに了解し合えるものとなっています。誰もが「その状況」であれば「そうした考えをもつ」ということを暗黙に了解し合っています。

感情に流されず、状況を正確に判断し、予想を立てることができるのが、理想的な思考能力かもしれません。リーダーにはそうした資質を求められるのでしょう。ところが、社会生活では、冷静で理性的にリーダーシップを担っていた人も、病気になりケアが必要になると態度が一変することがあります。「どうして、こんなこともわからないのだろう」というようなことをケアする人に体験されたりします。こうした現象は、認知症などの脳器質的な原因だけではなく、退行が関係していることがあります。退行は思考能力も変化させるのです。これには、不安、被害感、自責感も影響します。激しい不安は、思考能力を低下させます。思考を短絡的にさせます。

パニック発作という、突然、不安と動悸が襲ってきてパニックのようになる不安障害があります。この瞬間は、患者さんの多くは「心臓が止まって死んでしまう」という観念に支配されます。医師から「心臓が止まることは絶対にない」と何度も言われていても、〈不安⇓死〉というように思考が短絡化します。被害感も思考を短絡化させるでしょう。

仕事で注意された部下は上司に対して被害感をもつことがあります。上司は部下を育てようと思って言っているのに、部下は「あの上司は自分を嫌っている」と思い込んでしまいます。冷静に考えれば、状況や自分に問題があり、上司は部下のことを思い、普通に注意したことなのに、退行しているために〈注意された⇓私を嫌っている〉というように短絡化します。自責感も同様です。常に「自分が悪い」「自分が迷惑をかけている」と思い込んでいる人は、自分にひきつけて自分の責任と感じやすくなっています。「仕事のプロジェクトがうまく回らないのは自分のせいである」「子どもが非行に走ったのは自分のせいである」というように考えてしまいます。つまり、自責的な人は〈うまくいかないことがある⇒自分のせいである〉というふうに短絡化します。

ケアを受ける人は、退行により思考が短絡化していることがあります。

二八歳の脊髄損傷のＪさんは、リハビリテーション訓練を受けています。彼は、一方的な交通事故の被害者でした。彼の心は常に被害感に支配されていました。訓練が開始されて三か月目頃からＪさんの口数が減りました。リハビリテーション訓練に行きたくないと、病室から出ることが減りました。チームのミーティングでＪさんの訓練意欲低下が問題になりました。三回目のミーティングの時、Ｊさんと仲がよい看護師が告白しました。

「Ｊさんは、作業療法士さんの一言で傷ついているんです」。

Ｊさんは作業療法士が言った一言、「あなたの能力では、ベッドへの移動はまだ無理ですよ」という言葉に傷ついたのだといいます。作業療法士が言った現実を伝えた言葉を、Ｊさんは被害的に受け取ってしまいました。

ケアを受ける人に対して、「関わりづらい」と思うことがありますが、それは、彼らの思考が不安、被害感、自責感により短絡化していて傷つきやすくなっているからです。実際、コミュニケーションで誤解が生じたらどうしたらよいでしょうか。彼らの思考パターンに気がつくことです。「そんなふうに思われてしまったんですか。これから気をつけますね」「私は、一生懸命、あなたのことを考えて言ったつもりですが、十分に気持ちが伝わらなかったようですね」というような伝え方を、私は臨床現場では活用しています。

(5) 身体への関心の高まり

退行は、関心の領域を狭めます。病的な退行が生じていない状態では、周囲に関心が開いています。たとえば、経済状況、世界情勢、社内の人間関係に注意が向いています。しかし、ケアを受ける人は、身体への関心が高まってきます。それは、自分が置かれた状況が病室の中、ベッドの上という外的な要因が関係しています。

自分の能力がどのくらい残っているのか、自分の病気はどのくらい進行しているのか、彼らの関心事の中心は身体になります。身体への関心が高まると、些細な身体的変化にも敏感になったりします。身体への関心が適度で現実的であれば、ケアを受けることに問題は生じないでしょう。ところが、身体への関心が全くなくなってしまったり、極端に高まってしまったりする場合が問題になります。

重篤な病気や障害をもっているのに身体への関心が低い人がいます。彼らは、身体の状態を無視するような生活をしています。アルコール性の肝障害をもつ人は、肝臓の状態を無視して酒を飲み続けます。

糖尿病と診断されても食事制限を無視して生活する人もいます。医師に過激な行動を注意されているのに、無理して歩行しようとする整形外科の患者さんもいます。こうした人たちは、病気や障害を否認し、自分が病人や障害者であることを忘れているのです。これは、裏返すと、自分の心を脅かすほど、身体への関心が強く、それを否認しているのです。

病気や障害をもった人の中には身体の状態を過剰に心配する人がいます。「昨日より、手術の後の傷が痛むぞ。これは膿んできたからではないか」「一か月前から頭痛がしているが、自分は何か悪い病気ではないか……」。身体への関心が過剰に高まっている状態は、心気状態と呼ばれる状態です。心気状態では、身体のどこかが悪いのに違いない、自分の病気はどんどん進行していると信じて、時には病的不安やうつ状態を合併してきます。高齢者や障害者が身体への関心が高まるのは、関心が身体に向くからです。

そこで、ケアを受ける人は、自分の身体状態を正確に把握しておくことが重要になります。身体への過剰な関心を生産的なエネルギーに活用できるようになるとよいのです。

日常生活で注意することは何か。自分には何ができて、何ができないのか。自分の身体の状態を正確に知ることに集中するべきでしょう。身体は自己の一部であって全体ではありません。身体に関心が向くと、身体性ばかりが強調されてしまうことがあります。身体に障害をもった自分は駄目な自分、身体の衰えは自己の衰え、というように思いがちですが、それは間違いです。どんなに自由が利かなくなっても自己は生き続けます。

障害者や難病の闘病記や自伝には、身体を超えた自己の優位性がしばしば語られます。筋萎縮性側索硬化症のモリー教授（Morris, S.）は、病床の上で、「肉体は自己の一部にすぎないということを、自分にはっきり悟らせることが重要であった」と述べています（ミッチ・アルボム（別宮貞徳訳）『モリー先生との火曜日』日本放送出版協会、一九九八年）。彼は「人間は肉体各部の総和よりはるかに大きな存在であり、私たちの価値観や善悪の観念や、私たちの人間形成に関与したいろいろなものによって決定されてくる」と述べています。

身体への関心が高まるのは、病者や障害者であれば当然です。しかし、その状態が、その人の療養生活や人生において、どの程度の影響力をもっているかを判断することが重要だと思います。

⑹ 態度、行動の変化

ケアを受けている人が、とても「わがまま」になったり、依存的になったりして、それを態度や行動に示すことがあります。社会的地位のある人が、病気になり、家族や看護師のケアを受け始めると、子どものように甘えたりするから不思議です。高齢になった親が子どもたちに対して、「あれをしてほしい」「これをしてほしい」と、自分ができることでも依頼してくることがあります。心だけでなくて、態度や行動にまで退行が現れてくるのです。ケアを受けている子どもの場合には、退行は明らかな態度や行動に現れます。入院した子どもは、母親が帰る時間になると、ぐずったり、「あれを買ってほしい」とねだったり、「あれが食べたい」と無理な要求をしたりと、実年齢よりも態度と行動が幼稚になります。

(7) 退行からの回復

ケアを受ける人は、身体機能が回復したり、介護に順応したりすると、しだいに退行から回復し、元の健康な心理状態に回復します。しかし、彼らの中にはいつまでも退行した状態に留まる人もいます。いつまでも子どものような態度で周囲に依存したり、身体的な問題がないにもかかわらず、「あれをしてほしい」「これをしてほしい」と要求したり、自分でできることも家族に何でも頼んだりします。なぜ、彼らは退行した状態に留まっているのでしょうか。退行の回復を妨げている背景について考えてみましょう。

退行を促進する要因が周囲に存在することがあります。ケアを受ける人には、自立のための能力が十分にあるのに、ケアする人の入れ込みやお節介で過剰にケアしてしまって、ケアを受ける人の自立への意識を低下させている場合です。

四八歳で急性腎不全になり緊急透析導入でＫさんは入院してきました。妻は病棟に毎日出向いて夫を看病しました。夫の手足のように働き、テレビのチャンネルを変えてあげたり、新聞を買いにいったり、食事を口に運んだりしていました。Ｋさんは、しだいに、看護師に対しても「あれをしてほしい」「これをしてほしい」と要求するようになりました。

そろそろ退院に向けて準備を進めていく過程で、Kさんの過剰な要求や態度が問題になりました。Kさんは退行し、依存的になっていたのです。退行には妻の献身的な世話が影響していました。妻の過剰な世話の背景には、「住宅ローンの返済のために、夫に無理をさせた。健康管理ができなかったことが病気を引き起こした」という自責感が存在していたのです。妻は自分自身の自責感を解消するために過剰に夫の世話をし、結果的に夫を退行した状態に留まらせていました。

「頼る」という行為は私たちにさまざまな感情を引き起こします。病気や障害をもった人は、一時的にしろ、誰かに頼らなければならない。それは身体的ケアでも精神的ケアでも同様です。世の中には、素直に頼る人と素直に頼らない人がいますし、頼る対象がそばにいる人もいれば、いない人もいます。退行から回復しない理由はさまざまでしょう。医療スタッフしか頼る相手がいない人は、退行から回復しないかもしれません。自立して仕事に戻りたくないために、退行から回復しない人もいるでしょう。

ケアを受ける人の心では、「頼りたい」という依存的な自己イメージと、「一人でなんとかがんばってみたい」という自立的な自己イメージが葛藤します。つまり「世話を受ける私」には、「世話をする他者」の存在があります。ここにケアを介した新しい人間関係が生まれるのです。親子関係や夫婦関係が、ケアする人とケアを受ける人との関係に変化する時に新しい葛藤に出会うでしょう。その葛藤は、それまでの親子関係や夫婦関係の影響を受けるのです。

私たちは自立して生活することが重要と教えられてきています。しかし、そうした自立した生活を営むためには、健康に退行することも必要です。つまり、自分の中にある依存的、退行的な側面（子どもの心の部分）を受け入れることが大切なのです。

退行した状況における情緒交流の中で、病者や障害者は、不安や傷ついた心を癒し、時には家族にも言えない悩みを語り、心を支えるためのエネルギーを獲得していきます。医療スタッフや介護者がケアを受ける人の退行に上手に応答すれば、そこには円滑な人間関係が生まれ、傷つきは癒され、退行から回復していくでしょう。退行への理解をもって、ケアを受ける人に接することが大切です。

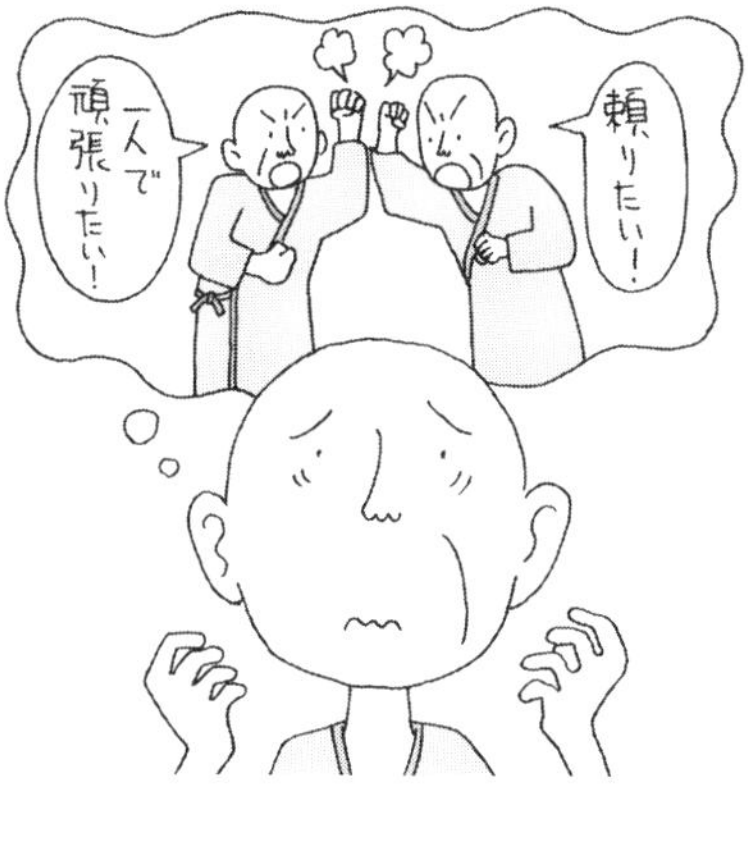

3 喪失体験

(1) 失われていくさまざまな対象

ケアを受ける人は、なんらかの身体機能や精神機能の障害をもっています。介護が必要となるような障害をもつということは、さまざまな対象が失われていく体験です。ケアを受ける人は、身体機能、仕事、家族、趣味、人間関係、将来計画、自尊心などすべての次元で大切なものを失っています。大切な対象が失われる体験を、精神分析では「対象喪失」(object loss) と呼びます。

右の乳房のしこりに気づいたL子さん(四〇歳)はすぐに外科を受診しました。診断は「がん」でしたが、担当医からは「初期なので、乳房切除によって完治するだろう」と説明を受けました。夫は安堵の表情を示しました。しかし、L子さんには激しい感情がわき上がってきました。それは、乳房という女性の象徴を失うことへの喪失感でした。まだ、自分は女性としても魅力的であると思っていたし、乳房を失うことは、自分の女性としての魅力を完全に失わせる体験のように感じました。L子さんは「手術を受けたくない」「死んでもいいから、このままでいたい」と思いました。L子さんは、さまざまな感情と考えに悩まされました。

「女性として魅力を失った自分を、夫は見捨てるのではないか」「子どもたちと海にいけなくなる」といった考えが心にわき上がってきました。

口数は減り、食欲も低下し、生きていることすらつらいと思うようになりました。乳房の喪失は、彼女にとっては女性性の喪失であり、人生の喪失のように体験されていたのです。

対象を失うことで心に生ずるダメージは、対象の特性や価値よりも、その人と対象との関係性に規定されます。大人にとってガラクタのような玩具も、子どもの世界で大切な対象であったりします。対象とは、自分に影響を与え自分を支えている「すべて」の事象をいいます。つまり依存や愛情を注いでいる対象であったり、依存したり、愛情をもらっている対象であったりします。つまり、対象とは、身体機能、精神機能、社会的役割、家族、友人、恋人、ペット、大切な持ち物など、自分を支えてくれたり、癒してくれたりする事象のすべてです。対象は、いつかは失われていくため、誰もが必ず喪失を体験します。「対象喪失」について、小此木啓吾は『対象喪失』（中央公論社、一九七九年）の中で以下のように分類しています。

第一は愛情や依存の対象との別れをいいます。このタイプの一番深刻な喪失は死別です。死別ほどつらい別れはありません。どんなことをしても二度と会うことができなくなるからです。死別に伴って人はさまざまな情緒を体験します。それは、後のターミナルケアのところで詳細に触れます。死別の他には、失恋、親離れ、子離れ、世話になった人との別れなどが入ります。

第二は環境の変化です。住み慣れた場所、地位、役割が変化することは対象喪失を伴います。転居、転勤、就職、入学、結婚、離婚、こうした日常的出来事はさまざまな葛藤を生み出します。「引越しうつ病」というう
つ病がありますが、これは、環境が変化し、環境と結びついていた自己が喪失を体験する結果生ずる、といわれています。

第三は、誇り、理想、所有物の喪失です。小此木はこれをさらに、アイデンティティの喪失（自分の役割や位置づけを失うこと）、自己の所有物（財産、能力、地位、部下など）の喪失、身体的自己（自分の健康、身体の一部、身体機能）の喪失と分類しています。ケアを受ける人における対象喪失は、この第三の対象喪失がほとんどでしょう。脳卒中になった会社の社長は、身体機能、地位、誇りなどすべてを失います。

ケアを受ける人の多くは、身体機能の低下に直面し、身体的自己の喪失を体験するでしょう。しかし、それに加え、休職による環境の変化、将来に対する期待、仲間……など二次的な対象喪失が加わります。対象喪失は、病気になった本人だけに留まりません。それは会社、家族、同僚にも及びます。こうした周囲への影響は本人の罪悪感を強め、対象喪失に伴う葛藤を深めていくでしょう。

その町工場の社長は、会社が倒産に追い込まれた後から、しだいに口数が減り元気がなくなりました。娘も息子も自立して幸せな家庭をつくり、妻の愛情にも恵まれていました。会社の負債は少なく、経済的な面でもそれほど落ち込む理由は、客観的にはなかったはずです。しかし、彼は激しく落ち込み、自殺を考えるまでになりました。私は、その人の話を聞き、うつの原因が何に基づいているのかを理解しました。

彼の会社は、明治時代から続いている会社でした。社長の喪失感には、先代の社長であった父親に対して会社を閉じてしまったことで生じた「罪悪感」が関係していました。それと同時に、解雇した部下に対する「償い」の気持ちが強く影響していたのです。社長にしてみれば部下たちは家族同然の仲間だったからです。そして何より「社長」という大切な役割を失ってしまったのです。

失われていく対象の重みや価値は、個々人で異なります。他人からすれば小さなことでも、当人にしてみれば重大であったりするのです。社会的地位、金銭、家族、恋人、ペットなど、人によって喪失感を体験する対象は異なります。

大学病院の救命救急センターに、自分の車に排気ガスを引き込み自殺を企てた中年男性が搬送されてきました。その男性は、会社から横領の疑惑をかけられていました。そのため、自ら命を絶とうと思ったのです。彼は、会社のために献身的に生きてきました。まじめにやってきたつもりでした。結局、疑惑は晴れたのですが、彼の自尊心は大きく傷つきました。上司や部下が自分を、そのような疑いの目で見ること自体が信じられませんでした。彼にとっては、自分の命よりも、自尊心のほうが重大だったのです。

対象喪失は、なんらかの理由によって、外的環境から「変化を強いられる体験」です。つまり、病気、死別、倒産、失恋……自分はそれを望んでいない状況で、喪失は外部から訪れます。しかし、体験そのものは心の中（内部）の体験です。このため、失われた対象の重さや質と、心の中の体験の重さや質は同じではないのです。対象喪失に陥っている人に出会った時、私たちは、「何を失ったか」よりも「何を体験しているか」のほうに関心を向けるべきなのです。

対象喪失に伴い人は、「怒り」「悲しみ」「さみしさ」「償い」などさまざまな情緒を体験しますが、こうした情緒を克服したり、沈静させたりする作業が必要になります。対象喪失に伴う情緒を体験し、その苦痛を克服し、対象を断念し、喪失を受容していく過程が「モーニング」（mourning）と呼ばれる過程です。ケアを受ける人、病気になる人、死にゆく人たちは、こうしたモーニングを営みながら心を安定に向かわせます。

(2) モーニング

先の対象喪失とその後に続く心理的変化について、最初に研究したのはフロイト（Freud, S.）です。彼は父ヤコブとの死別の後の自分の心の状態を、友人のフリース（Fliess, W.）との手紙に綴り、モーニングを発見していきました。フリースに父親転移を起こす過程などを自己分析していきます。

小此木啓吾は、ボールビー（Bowlby, J.）のモーニングについての考えを日本に紹介し、喪失を克服していく過程を明確に整理しています。モーニングは mourning という英語で、悲嘆、哀悼、喪といった意味と同時に、それを克服していく過程をも意味します。対象喪失の体験や感情は、四つの段階を行ったり来たりしながら克服されていきます。

モーニングの過程で、さまざまな感情体験が繰り返され、悲しみや苦痛を整理して受容に至っていくのです。それは数か月から数年に至る場合があります。対象喪失を受容するまでの間、心にはさまざまな感情が浮き沈みします。その過程では「落胆」「悲しみ」「さみしさ」「怒り」が波のように押し寄せてきます。失われた対象が何度も脳裏をよぎりますが、その度にそれは、もう自分の元に戻らないことに直面し落胆します。

なお、最近はグリーフ（grief）という言葉を聞くことが増えたと思いますが、グリーフは死別に関連した喪失体験と理解すればよいでしょう。

① ショックの段階

第一段階は「ショックの段階」です。突然、友人や肉親の死に出会ったり、深刻な病気を宣告されたり、突然の事故に遭遇したりすると、強烈な情緒的反応を引き起こします。それは一般に数時間から一週間持続する無反応な期間を経て訪れます。

友人のMは、酒を呑んだ帰りに、突然路上で逝ってしまいました。二日前に電話で話したばかりでした。彼と私たちは、大学時代に小さな塾を立ち上げました。皆、それぞれ大学を卒業すると塾から離れていきました。それが当然の成り行きです。しかし、彼だけはその場所にとどまり、一人で事業を営んでいました。私はMに対して心のどこかに、彼を人生の途上に置いてきてしまったような罪悪感がありました。それは友人のすべてが感じていたことだったと思います。彼の死を電話で連絡を受けた私は、目の前が暗くなり、全身を脱力感が襲いました。世界と自分が隔絶されたような体験でした。しばらくしてから、激しい悲しみが私を襲ってきました。

ショックの後に、落胆、悲しみ、怒り、強い不安、憤りなどの否定的感情が体験されます。このような状態は、目の前に起きた外的状況、自分に降り注いだ不幸に対する危機の反応です。この状況では、周囲からの強い心理的支持が必要になります。パニックにならないように当事者を助けたり、支えたりしなければなりません。

②　抗議の段階

第二段階は、失った対象を思慕し、探し求める段階です。それは数か月から、時には数年続くといわれています。ボールビーは、この段階を「抗議の段階」と呼んでおり、愛着の対象が不在になると、それを探し求める段階と定義しています。この抗議の段階では、否認が働いています。既に対象は存在しないのに、それを否認し探し続けます。たとえば、がんの宣告を受けた人や家族がそれを信じることができずに、いくつもの病院を受診したりするのも、抗議の段階にいるからです。リハビリテーションの場面では、抗議の段階にいる患者さんに、しばしば出会います。

建設会社に勤めるNさん（五九歳）は、昇進したばかりで、多忙な日々を送っていたのですが、高血圧性脳出血で倒れました。一命は取り留めたのですが、小脳機能の障害と左上下肢に麻痺が残りました。Nさんはリハビリテーションに対して、非常に熱心に取り組んでいました。最初は改善がみられましたが、なかなか自力歩行することができません。彼はしだいに怒りっぽくなっていきました。

「訓練時間が足りないから、回復が進まないんだ」「訓練方法に問題があるのではないか」と不満をリハビリテーション医に訴えました。

家族も医療スタッフも、彼の職場復帰は無理だと考えていました。ある日、妻に「自分はいつ頃から会社に戻れるか、主治医に確認したい」と伝えました。彼は、会社に復帰し、仕事の前線に戻れることを確信していました。自立歩行さえできれば、会社に復帰できると信じていたのです。失った対象(左上下肢の機能)を、心の中では探し求めていたのです。

抗議の段階では、愛する対象がもはや現実世界にいなくなっているのにもかかわらず、心の中では対象への思いが続いています。このため、目の前の外的対象には気持ちが向きません。心の中には失われた対象がまだ存在しているからです。

Oさん(五〇歳)は、四〇歳で夫と死別し娘と二人暮し。仕事中の事故で右膝の下が挫滅し、意識不明の状態で救急外来に搬送されてきました。翌日、切断術が施行されました。二か月後に義足作製とリハビリテーション目的で転院してきました。仮義足を着用し歩行訓練を開始した頃より、医療者に対して不満が高まってきました。

「そんなもの、いらないわよ。私の足を返してよ。人の足をなんだと思っているのよ」と看護師に訴えました。緊急手術であったため、Oさんに切断の理由が正確に伝わっていなかったことも原因でした。

Oさんの心には、「失われた自分の足」がまだ存在していて、目の前に差し出された義足に心を向けることができなかったのです。

この段階では、失われた対象が心の中に存在しています。そのため、周囲が新しい対象に無理やり目を向けようとしても無理なのです。ゆっくりと、失った対象への思い出に向き合い、喪失への否認と喪失に伴う悲しみの間を揺れ動きながら、次の段階への準備をしていくことになります。

早期治療や早期退院が要求されるようになった今日、多くの患者さんは、対象喪失の途上で退院を強いられます。本当の悲しみや葛藤は退院してから生じてくる患者さんも少なくありません。

③ 絶望の段階

第三段階は「絶望の段階」と呼ばれます。失われた対象が永久に自分には戻ってこないという現実を認めると、絶望感が襲います。

「それはもうないのだ」「その人はもういないのだ」「命は永遠ではないのだ」「そのことは現実なのだ」というように、現実を受け入れて対象を断念するようになります。この状況では、激しい絶望と落胆が襲います。対象を取り戻そうとするすべての試みが無駄であり、対象が存在しないことを知り、絶望と落胆が生ずるのです。この状態から、しばしば、うつに移行する場合もあります。この段階では、ただ情緒的、心理的レベルだけではなくて、身体的変化も起こることが解明されてきており、免疫力が低下して病気になりやすくなったりもします。

④ 離脱の段階

第四段階は「離脱の段階」です。この段階になると、やっと、失われた対象から心が離れることができるようになります。周囲に関心が向くようになり、新しい対象に気持ちを向けることができるようになります。傷ついた心は癒され、立ち直り、新しい対象、新しい自分を発見していくための努力と行動が開始されます。病気や障害をもった時に、離脱の段階までたどりつくには時間がかかります。しかし、この段階まで到達した人は、介護が必要になった自分を受け入れ、新しい生活、新しい自分を探し出すように努力をしていくことができます。

⑤ 各段階での感情の変化

各段階において、対象喪失を体験している人の感情は変化します。

第一段階のショックの段階にいる人を支配するのは、パニックや激しい落胆でしょう。

第二段階の抗議の段階で中心になる感情は「怒り」です。ケアを受ける人の怒りは、医療スタッフ、家族、友人など周囲に向かうことがあります。また、世間や社会、社会制度や医療制度に怒りが向く場合もあります。

第三段階の絶望の段階では、「悲しみ」「空しさ」「抑うつ」といった否定的感情が支配的になります。人によっては「うつ病」に移行することがあります。

第四段階の離脱の段階では、活力や興味などの肯定的感情が支配するようになります。「気持ちの整理がつきました」「前向きに考えていこうと思います」といった発言が聞かれたりします。

ボールビー以外にも対象喪失の後の心理的過程を研究している人は大勢います。カプラン（Caplan, G.）は、①対象喪失を予期する段階、②対象を失う段階、③無感覚・無感動になる段階、④怒りと否認の中で対象を求める段階、⑤喪失を断念する段階、⑥対象を自分から放棄する段階、⑦新たな対象を発見し、再生する段階に分類しています。死にゆく人の心理を研究したキューブラー・ロス（Kubler-ross, E.）は、①否認と隔離、②怒り、③取引、④抑うつ、⑤受容の五段階モデルを提示しています。ハグマン（Hagman, G.）は、モーニングやグリーフについての報告を展望し、喪失から回復していく過程で達成されるべき心的作業を①喪失の現実を理解し再認識する、②悲嘆を表現し、調整し、抱える、③環境や社会的変化へ適応させる、④失った対象との心理的関係を変化させる、⑤社会環境の中に自分を再配置させるという五段階をあげています。

モーニングの途上にいる人への対応で大切なのは、彼らがどの段階にいて、どんな感情を体験しているかを把握することです。その人を支配している否定的感情は「怒り」なのか「悲しみ」なのか、それとも「楽観」や「希望」といった肯定的感情なのか……という点に焦点をあてることです。周囲にいる人が、自分の抱いている気持ちを理解し、それを言語化して伝えてくれると、ケアを

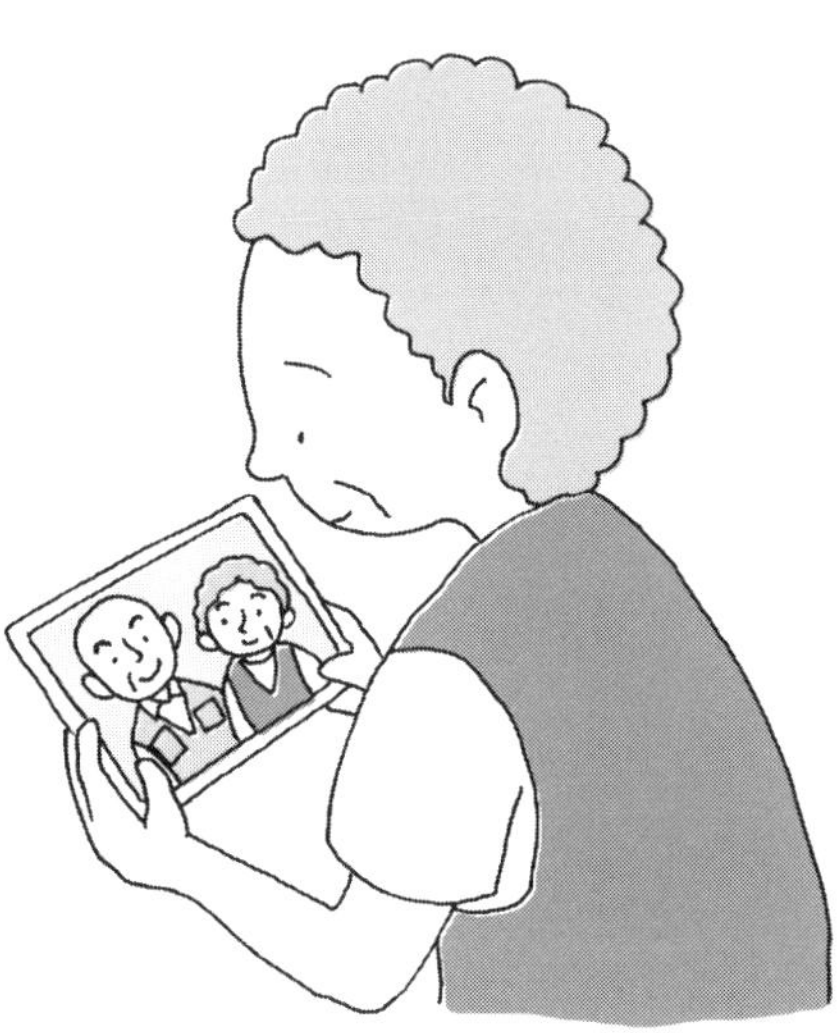

受ける人はとても温かく共感された体験をもてるでしょう。

モーニングの進み具合は、時間がかかりますし、直進的ではありません。したがって、無理して新しいことを進めないほうがよいのです。最終段階に至るまで周囲は、悲しみや空しさなどの否定的感情に患者が向き合えるような時間と空間を提供してあげることが大切です。安易な励ましの言葉よりも、患者の気持ちに同一化して、一言二言「どうですか、少し気持ちは落ち着きましたか」と言ってあげるほうがよいのです。一人になれる時間と空間を提供し、そっとしておいてあげるような配慮が大切です。

モーニングは、行ったり来たりしながら進行します。次の段階に入ったと思えても、何かのきっかけで前の段階に戻ってしまうことがあるので、簡単に直線的に進行するとは思わないことです。

4　障害者と社会

(1)　ハンディキャップ

『広辞苑』によればハンディキャップの意味は二つあります。一つは、優劣を平均するために、優秀な者に課する負担条件という意味です。これはゴルフにおけるハンディです。もう一つは、不利な条件という意味です。障害者が体験しているハンディキャップは、こちらの意味になります。リハビリテーションの定義では、ハンディキャップを「社会的不利」と訳しています。

ハンディキャップは身体障害の人にも精神障害の人にも生じます。身体障害におけるハンディキャップは、障害のために外出ができなくなり、家に閉じこもるようになることであったりしますし、精神障害におけるハンディキャップとは、精神科病院に入院歴があるからと、縁談を断られたり、就職先が見つからないなど、偏見と関係しています。

失った身体の場所や機能によって、心理的影響は異なります。同じ指であっても、足の小指の切断と利き手の親指の切断では心理的影響は異なります。また、顔面の火傷と下肢の火傷とでも心理的ストレスは異なります。下肢切断の場合、高齢の男性よりも若い女性のほうが心理的葛藤は大きいことが知られています。若い女性のほうが外観を気にするのは当然のことです。つまり、身体障害は同じでも、個人個人の受け取り方でハンディキャップの体験が異なるわけです。個人の生活史で、失われた機能に「どのような意味」があったかを判断しなければ、ケアを受ける人の心を理解できません。

ハンディキャップを負った時の年齢によっては、人格に影響が及ぶことがあります。幼児時代の長い入院の経験は、分離不安を高め、不安に弱い人格になったり、「子どもにけがをさせた」「病気にしてしまった」という両親の罪悪感が、養育態度に影響したりし、その結果、両親は償いのために子どもを過度に世話したり、ある時は、自立を促すために過度に厳しくして子どもが孤独を感じたりします。

ハンディキャップを背負った子どもが青年になると、心理的葛藤はさらに大きくなります。青年期は、社会と接しながら、自己イメージを確立し、自己像を確立していく時期なので、ハンディキャップは青年期の成長における発達課題の中で強い不安や葛藤を引き起こします。

社会的不利としてのハンディキャップは、障害者を取り巻く社会的環境によっても規定されます。同じ程度の片麻痺になった人でも、家族の協力の程度や家屋の状況でハンディキャップは異なります。

リハビリテーションとは、ハンディキャップをできる限り最小限に抑えるように補助し、全人的な復権を目指す医療といわれています。松葉杖、車いす、義肢などは、ハンディキャップを低下させるための手段と考えられます。障害者は、機能低下に伴うこうした自助具と上手につきあっていかなければなりません。そのためには、自分の障害を受け入れ、依存すべき能力は自助具に頼るといった気持ちの転換が必要です。ハンディキャップの克服には、障害者自身が自分の障害を適切に判断していく必要があります。

(2) スティグマ

ハンディキャップに影響する概念として「スティグマ」があります。スティグマには汚名や劣性といった意味が込められています。スティグマはこれまで、偏見や差別などの社会的問題を引き起こしてきました。ハンセン病患者に押しつけられたスティグマは、断種や堕胎といった非常識な対応を強いて、九〇年以上にわたる隔離につながってしまいました。精神障害者に対するスティグマは現在でも残っています。家族に精神障害者がいることが負い目になっていたり、縁談や結婚に影響するため、その存在を隠したりします。今でも、社会的な偏見や差別意識が精神障害者の社会復帰の壁になっています。

ハンセン病患者だけでなく、障害者たちの多くが、スティグマを押しつけられて生活してきました。全盲者、切断者、口唇裂の人、小人症の人たちは、その外観上の特徴からスティグマを押しつけられ、偏見や差別の中で生きてきたのです。

人々は彼らに対して、「普通とは違う、自分たちとは違うのだ」と烙印を押し、意識の外、社会の外に追いやろうとしてきました。彼らを見ないように、社会から遠ざけるようにという気持ちが、無意識的に、時には意識的に作用していたのだと思います。

これらの背景には、無意識的に同一や均質を求める単一民族である日本人の心性が影響していたのだと私は思います。大衆から植えつけられたイメージのために、障害者は、スティグマとなる身体部分を隠したり、外出せずに閉じこもったりして、心が傷つくことを避けてきました。

スティグマは自己イメージや自己評価を低下させます。障害の部分を隠ぺいし、あるいは健常者との関わりに細心の注意を払って生活する人もいます。義肢の腕を長袖で隠したり、失語症を知られることを避けて外出しないで家に閉じこもったりします。車いすで電車に乗れば、「同情」や「哀れみ」の視線を感じて、無理して外出してきた自分を悔やんだりもします。スティグマは私たち自身の心に知らずに入り込んでいることがあります。

浪人のために東京に出てきた私は、わずらわしい田舎の人間関係から離れ、解放感でいっぱいでした。田舎に置いてきた足の不自由な母親のことは、すっかり忘れて生活していました。月々の仕送りだけもらえれば、自由でした。ある日下宿にいると、母親から電話がかかってきました。お金を届けに上京したのだといいます。私は駅まで母親を迎えに行きました。私は、足をひきずっている母、田舎っぽい服で人ごみの中に立っている母が、とてもみすぼらしく見えました。それは、私が置いてきたみすぼらしい過去のような気持ちがしました。私は「なんで、わざわざ出てきたんだよ」と言って、母親と二言三言会話して別れました。しかし、下宿に戻る途中、涙があふれてきました。私の胸には寂しさと罪悪感があふれ出しました。駆け足で駅に戻ってみましたが、母親はそこにはいませんでした。

スティグマは、最初から障害者が自ら身につけているものではありません。スティグマは、健常者が彼らに押しつけている、過去から引きずっている障害者へのイメージです。そして、スティグマは、障害者を取り巻く私たちの心にも無意識的に入り込んでいて、「彼らと一緒にしてほしくない」「彼らと自分は違う」といった排除の意識を生むのだと思います。

『五体不満足』（講談社、一九九八年）の著者、乙武洋匡は先天性四肢切断で両手足を欠損して生まれてきました。しかし、彼には障害をもったことに関する暗さはありません。持ち前の活力と明るさで人生体験を描いていますし、彼のライターとしてのアイデンティティのほうが現在は強調されています。

乙武は、幼稚園や小学校の時から、友だちに普通に接したり、周囲から自然に接してもらったりすることで、スティグマに葛藤的にならずにすんだのです。乙武は「障害者」「健常者」と勝手に線引きをするのは大人であって、子どもたちはそうした見方をしなかった、と述べています。つまり、私たちが、障害者を見る時の先入観や偏見が、彼らを特別視してしまい、コミュニケーションから遠ざけてしまったりするのです。

乙武は心のバリアフリーについて、障害者との関わりで重要なのは「慣れだ」と述べています。私たちの身近に障害者がいて、直接話したり、直接触れたりすることで、心のバリアは取り除かれると述べています。

「慣れ」が必要なのは、身体障害者だけではありません。精神障害者に対しても必要です。精神障害者への偏見は身体障害者に比べると根深いといえます。それは、精神障害者が引き起こす犯罪や、精神科病院という世間からは隔絶されたイメージが、スティグマの形成を促していたのです。

精神科医をはじめとする精神科病院で働くスタッフは、精神障害者へのスティグマを取り除くためにさまざまな工夫をしています。地域住民と一緒にバザーや納涼会をやったりして、偏見を取り払ってもらおうと努力しているのです。

私は、精神医学の実習に関わっていますが、医学生や保健福祉の学生も精神障害者に対して、最初は「恐い」「暗い」といったイメージを抱いています。学生たちは皆、不安な表情をして精神科病院に出かけていきます。ところが、精神科病院の実習を終えて帰ってくる彼らの中には、「かけがえのない体験」をして帰ってくる学生もいます。そうした学生は、精神科病院で精神障害者の純粋でひたむきな心に触れたり、そこで働くスタッフの姿に出会ったりしたことで、精神障害者に対するスティグマが消失したのです。

「慣れる」ためには、障害者と出会い、話すことだと思います。障害者との距離が遠いと、彼らとの間《あいだ》に偏見やスティグマが入り込んでしまいます。

5　病人の役割

(1)　病者役割行動

「病者」というのは社会の中の一つの役割であり、人は病気になると、医師、家族、友人に対して病者役割を担うようになるという理論です。幼い頃に病気になると私たちは親から「静かに寝ていなさい」「薬をきちんと飲みなさい」と言われてきました。こうした親の振る舞いは、病気の人に出会って学習した体験か、親自身が自分の親から学習した体験です。病気になると我々は、すでに学習している行動様式に従って行動するのです。役割というのは相互性があります。

「子どもを育てる女性」は子どもから母親役割を期待されることで母親としての役割を担います。「おなかが空いたよ」と言われれば、「ちょっと待って、いま晩ごはんをつくるから」というように応えます。父親は子どもから父親役割を期待されることで父親としての役割を担います。「おんぶして、お父さん」と言われれば、「よし、いいよ」と応えます。役割は他人から求められることで、認識されて実行されるのです。そして、こうした相互関係によって互いの役割は強化されていくのです。

つまり、病気や障害をもっている人は、ケアを受けるための役割を担うようになります。自主的に担う場合もありますが、周囲からの役割期待に応えることもあります。

ウー（Wu,R.）という研究者は、病人の役割について、病者役割行動（sick-role behavior）としてまとめています。この役割行動をとるためには、患者さんは第一に自分が病気であることを受け入れていなければならない、第二に、患者さんは、良くなりたいと望んでいなければならないと言います。自分が病気であると認めているのに、良くなりたいと思わない場合には、さまざまな心理的葛藤や社会的問題が隠されています。病者役割行動の特徴をウーの定義に従って整理しておきましょう。

病者役割行動の第一の特徴は「日常の役割業務から部分的あるいは全面的に離れること」と定義されています。病気によって能力低下を自覚することで、普段の生活から離れることができるわけです。これは、義務や責任から外れて治療に専念できるようにするためです。身体的な病気の場合は、その自覚は容易ですが、精神的な病気の場合には、

●病者役割行動の特徴と影響する要因

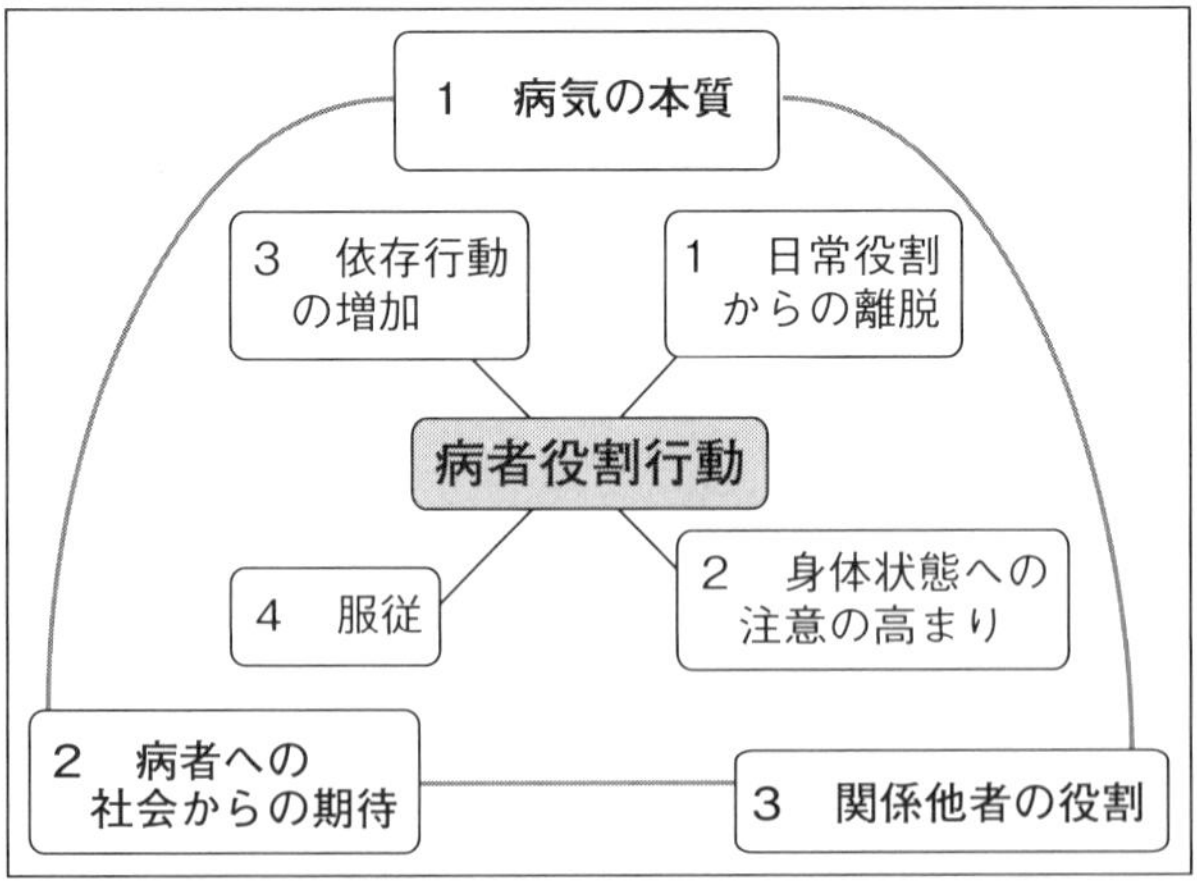

能力低下が自覚されず、いつまでも日常の業務に自分を置いてしまう場合があります。うつ状態になり、就労能力や意欲が低下しても仕事を続け、うつ状態の悪化を招いてしまうこともあります。

第二の特徴は、病気の兆候や症状は、人を非常に不安にして、自分の注意を、身体や機能低下に向けさせるという点です。病気になると、痛みや不快感があるために、その人にとって重要なことは身体の状態になります。病気を中心に、思考、感情、行動は機能し始めます。健康でいた時には気にも留めなかったような身体の動きや変化にも捕らわれるようになるのです。つまり、注意を外界の出来事よりも病気や身体の状態に向かせるようになるのも病者役割行動の一つです。この第二の特徴が顕著になると後に述べる心気症状となります。

第三の特徴は、依存行動の増加です。これには先に述べた退行が関係しています。退行した結果、依存性、自己中心性、関心の縮小が生じ、行動の初期の段階への逆戻りが生じます。ウーは依存行動を三つのカテゴリーに分類しています。それは、①他人の意見や要求に対する服従あるいは同調、②毎日の生活活動における身体的支援の欲求、③是認、安心、身体的接近、保護の形での感情的支えの欲求です。病気や障害が重篤になればなるほど、こうした依存行動は強くなります。

第四の特徴として、服従をあげています。服従は依存行動と結びついています。健康になりたいという欲求がある限り、医師の指示に従わなければなりません。最近になってインフォームド・コンセントということが意識されるようになり、患者さん側からの主体的な治療参加の必要性が問われていますが、実際、医師の前では「思ったことが言えない」「従うしかない」といった気持ちでいる人がまだまだ多いのが実情です。

病者役割行動とは、病気に伴う前記の四つの特徴をもっています。そして、その中心となるのが依存です。ケアを受けることは依存をめぐる葛藤に向き合うことです。つまり、ケアを受ける人にとって、依存と自立をめぐる感情にどのようにつきあっていくかが重要なテーマです。

さて、病者役割行動に影響する要因についてウーは、①病気の本質、②病者への社会からの期待、③関係他者の役割をあげています。

(2) 病気の本質

病気は身体の構造や機能が変化するわけですが、それは、自分に〈いつもとは違う〉痛み、不快感、違和感を体験させます。こうした体験について、どのように意味づけるかは、その人が過去にどのような病気の体験をしてきているか、あるいは周囲の人がどのように病気に意味づけをしたかに関係しています。たとえば、誰もが病気についての自己感覚の記憶があります。頭痛、腹痛、発熱、吐き気……自分の症状をある程度自分で判断して、「このくらいなら大丈夫」「以前もこうした症状があった」と自己判断して、病者としての行動を自分で規定していきます。もう一つは周囲の存在も影響します。我々は病気になった時に、家族からいろいろとケアを受けます。ちょっとした兆候で大騒ぎする家族もいれば、病気が進行するまで気がつかない家族もいます。

症状の部位により病者役割行動は異なります。胃腸の不快感を経験している人と、心臓の痛みを経験している人では生活は異なります。病気の進行や回復も影響します。進行性の病気の人がとる行動と、回復していく過程にある人がとる行動では大きく異なります。つまり、ターミナルケアの人と、回復過程が実感として体験できる急性疾患の人の役割行動は全く異なっています。ターミナルケアの人は、死をテーマにして自分の世界と他者との関係を構築しなければいけませんが、回復期にある急性疾患の人は、回復後の自分と戻っていく社会生活へ向けて役割行動を適応させていきます。

(3) 病者への社会からの期待

ウーはパーソンズ（Parsons, T.）の理論を紹介しつつ、病者への社会からの期待について四つの側面があると述べています。社会システムは病者に対して何を求めるかが重要になりますが、第一は、「義務の免除」ということです。病気になると誰もが社会的な義務を免除されます。病者は苦しみや痛みを抱えており、正常な社会的役割義務が免除されるのです。第二は、病気になった責任について「問責されない」ということです。病気になるのは誰のせいでもなく、それはしかたがないことであり、ついてなかったことだと通常は理解されます。社会システムは、病者に対して「義務の免除」「問責されない」という二つの権利を与えます。社会が病者に提供する権利に対して、病者にはそれに応える義務がありま す。すなわち病気になった人は、自分の病気を望んではいなくて、好ましくはないと思うべきなのです。

また、病者は、病気から回復することを願わなければなりません。社会は、病者の「病気を自覚」して「病気から回復する」という義務のために、病者がこうした過程を得やすいように病院に入院させたり、自宅療養させたりするのです。

精神疾患の場合は、社会の期待と本人の自覚にズレが生ずることが多々あります。うつの場合には、うつという疾患自体が周囲から認知されづらいこともあり、「義務の免除」が得られない面があります。しばしば、「怠けている」「やる気がない」「たるんでいる」と問責されることすらあります。このため、病者側も「回復のために休む」という権利を活用できないのです。その結果、うつは深刻化していきます。統合失調症の場合には、周囲が病気だと理解していても、本人が病気を自覚できなくて、治療にのらないことがしばしばあります。彼らは自分を病気と思わないため、無理して会社に行こうとして、病者としての義務を果たさないことがあります。

●病者への社会からの期待

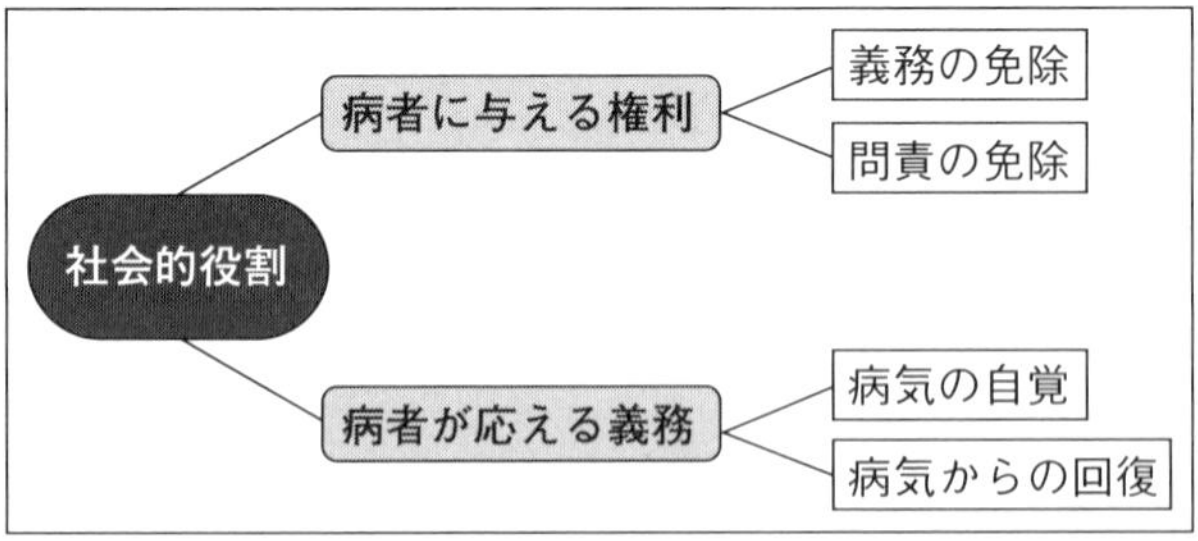

(4) 関係他者の役割

病者には必ず他者が関わります。路上生活している孤独な高齢者も、病気で倒れていれば、誰かが援助の手を差し伸べるでしょう。病者に関係する他者は、病者を病院に連れて行ったり、あるいは仕事を休ませたり、休養の場所を提供します。こうした行動は、我々の中に存在している愛他感情や社会的義務によるものだと思います。病者は必ず他者と関わりをもつのですが、その形態はさまざまです。そして、他者との関わりが病者の体験に影響を与えます。病者は、会社内における重要なポストからはずされることがあるでしょう。その場合は、会社の維持にとって、病者を他者に変更したほうが重要であるとみなされるからです。家族の中にもこうした現象が生じます。それまで家業の運営や管理を決めていた父親が脳卒中で倒れてしまうと、長男（二代目）が役割を代行するようになり、病者となった父親は、自分の存在が家族の中で希薄になっていることを体験します。

病者となっても他者が、その存在を社会的役割として留まらせる特殊な場合があります。脳梗塞で倒れた長嶋茂雄監督は、リハビリテーションに励んでいる病者ですが、五輪の野球チームは監督を長嶋茂雄としたまま参加しました。それは、実際の監督機能よりも長嶋氏の存在が与える精神的支えが必要だからです。こうした病者の社会的役割を規定するのは関係他者の役割です。

(5) 疾病利得

ケアを受ける人の中には、「病気から治りたくないのではないか」「病気に置かれた自分を楽しんでいるのではないか」「病気に逃げ込んでいるのではないか」「わざわざ病気をつくり出しているのではないか」という印象を与える人がいます。つまり、退行している自分を、自ら受け入れて楽しんでいるような印象です。こうした彼らの態度は、意識的ではなく、無意識的な場合が多いのです。病気になることで何らかの利得を得る――これが「疾病利得」という現象です。病気になると誰かが自分を世話してくれます。誰もが自分に注目します。そして多少のわがままは聞いてくれます。意識的にこれを行ってしまうと仮病ということになりますが、疾病利得では、本人の意思と裏腹に、病気が治らなかったり、退院が近づくと病状が悪化したりします。

疾病利得はフロイト（Freud, S.）が提唱した概念です。何らかの社会的・家族的な問題や葛藤や欲求不満に直面して、現実的に対処することを放棄してしまい、病気の状態に逃避する心理を「病いへの逃避」と呼び、フロイトは、この状況を「第一次疾病利得」と呼んでいます。それは、病気の状態（または症状）や介護を受けている状態が、本人にとって現実では満たされなかった幼児的願望の無意識的な満足（つまり、幼い頃に得られなかった母親への甘えを、妻や看護師との間で満たす）が関係しています。

第一次疾病利得は、病気になることや介護を受けることが精神的安定の手段になっている場合です。疾病利得が続くとそれにより、さらに内的な満足が得られる場合があります。これが「第二次疾病利得」です。これは、病気や介護を受ける状態の結果、周囲から得られる二次的な利益です。リハビリテーションの現場では疾病利得にしばしば出会います。

二二歳の看護師は、両下肢の不全麻痺で整形外科病棟に入院してきました。何か所もの病院で精密検査を受けたのですが、原因がわかりませんでした。彼女の症状は、主治医の診察の時、看護師の前にいる時で異なっていました。彼女は精神疾患（身体表現性障害）を疑われ精神科にやってきました。面接の中で、彼女は父親から虐待を受けていたことが明確になりました。幼い彼女は、近くの開業医の家で遊びました。そこには、彼女の家にはない団欒と温かさがあったのです。彼女の看護師になる動機づけの背後には、「医師と一緒に過ごす」「病院という場で団欒や温かさが体験できる」という願望がありました。念願の看護師になったのですが、実際の医療現場は過酷で、イメージとは異なっていました。彼女は、自分が病気になることを無意識的に選択したのです。病気になりケアを受ける。彼女の医師への愛着は「抑圧」され、それは下肢の不全麻痺として身体化しました。私は、彼女の過去と医師への愛着との関係を解釈しました。彼女は隠された自分の願望を意識するようになり、それに伴い麻痺は改善していきました。

疾病利得の深層には、他人から愛されたい、ストレスから逃れたい、子どものように甘えたい、相手をいつまでも困らせたい、といった心理が存在しています。注意しなくてはいけないのは、「疾病利得は仮病ではない」ということです。疾病利得で症状を出している人は、意識的にそれをつくっているのではなく、無意識的に症状が形成されるので、本人からしてみれば、自分は「身体の問題」で治療を受けているのであり、精神的問題にされるのは心外なわけです。ですから、背景にある精神的問題やストレスにまで自己理解が進むには時間がかかります。実際、精神科の受診につなげるためには、内科医や外科医の上手な説明が必要になりますし、本人自身が自分の状態について、おぼろげながら、「自分の症状の背景には心の問題があるかもしれない」と感じていなければいけません。

疾病利得をはずすことは容易ではありません。しかし、一つの方法は、その背景を理解して個別的に対応することでしょう。他人から愛されたくて病気になっているのなら、病気にならずとも愛される体験が提供されればよいでしょうし、ストレスから逃れるために病気になっているのであれば、ストレスを減らすように環境調整するべきです。もしも、内省的になっているならば、精神療法などで疾病利得が生じている心理的背景を一緒に探索していくことだと思います。

6　転移

⑴　退行が引き起こすこと

医師、看護師、介護者など医療・看護・介護に関わる人であれば誰もが、ケアを受ける人が子どものように振る舞ったり、恋愛に似た感情をスタッフに抱いたり、母親のような愛情を自分に求めてくることを体験したことがあると思います。この背景には、先に述べた「退行」が存在していますが、退行は介護者や援助者に特別な感情を引き起こします。そして、さまざまな感情やイメージをケアする人に重ね合わせるようになるのです。これが「転移」です。

精神分析的精神療法では転移を治療に活用します。精神科医の前で、患者さんは自由連想を行います。思った

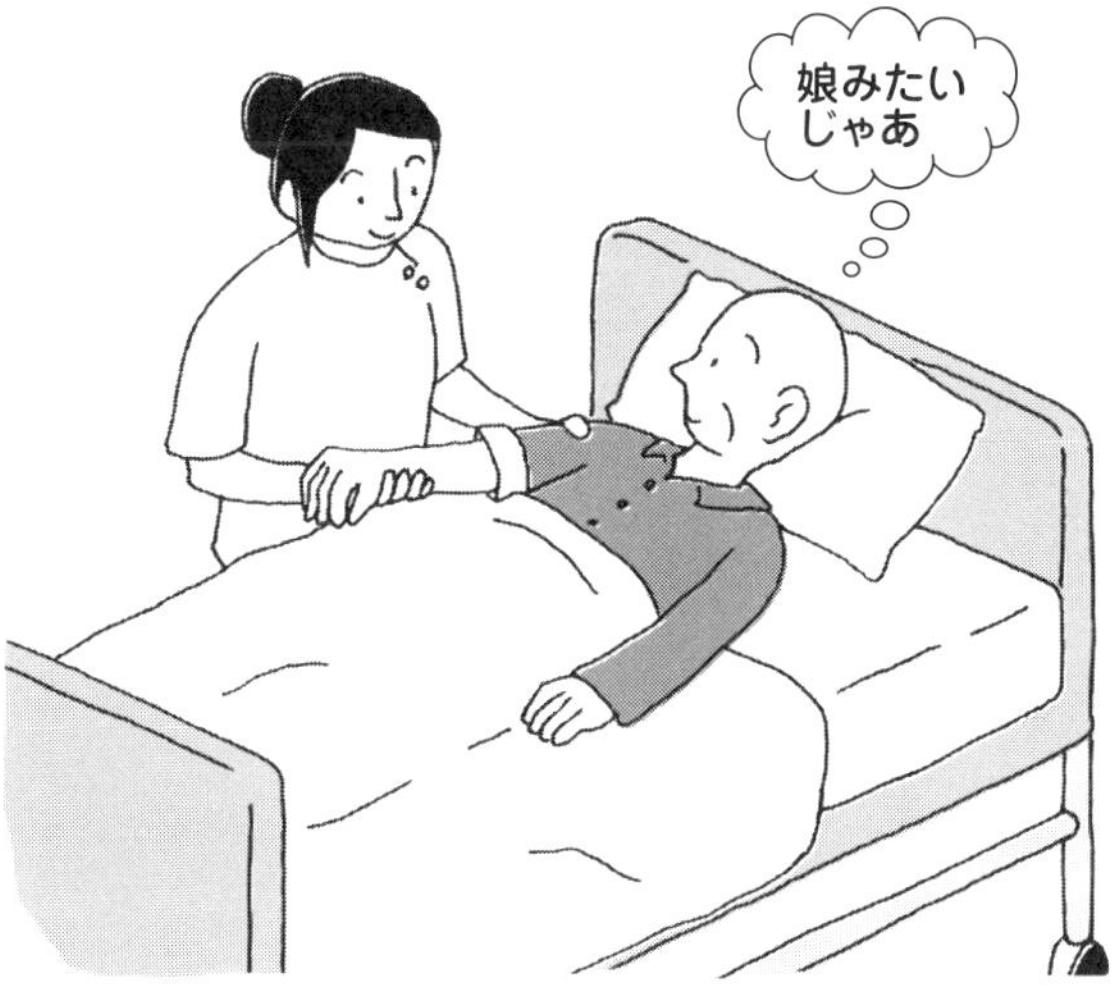

ことは何でも話さなければなりません。毎回、患者さんは自分のことを語ります。精神科医はほとんど介入せずに黙って聞いているだけです。患者さんはしだいに不安になったり、何も答えてくれない精神科医に対して欲求不満を体験するようになります。退行はさらに促進されます。しだいに患者さんは、自分の幼児期の体験様式を再現するようになります。精神科医に父親に向けたライバル心を向けてみたり、母親への愛着を向けてみたりします。幼児期の人間関係が、精神科医との間で再現されるわけです。それについて、精神科医は「明確化」「直面化」「解釈」したりしながら、患者さんが自己洞察していくことを手助けしていきます。

ケアを受ける人は、退行しますから、医療スタッフや介護者に転移を向けます。病気や障害をもった時の身体的精神的衝撃は、さまざまな感情を引き起こします。それは、絶望感であったり、無力感であったり、将来に対する不安であったりします。さまざまな情緒を体験して病院や医院を訪れます。そして、さまざまな情緒を抱えて自宅に帰っていきます。

身体的ケアは、身体的接触や親密さを要求されます。食事、排泄、着衣、洗面の世話などの介助を受ける体験は、子どもが親から世話を受ける体験に重なり合います。ケアを受ける人が置かれた特殊な心理状態と身体的ケアの特殊性が相まって、ケアを受ける人は、しだいに自分の支えとなり、一緒に歩んでくれるスタッフに対して、かつて自分にとって大切であった人物（祖父母、父親、母親、息子、娘、恩師……）を重ね合わせ、さまざまな感情や態度を投げかけるようになります。それは、幼い頃に父親へ向けていた尊敬心であったり、母親への思慕であったり、不義理な娘への怒りであったりもするでしょう。

転移は、さまざまな人間関係に生じる現象です。二人の人が毎週一時間会うだけで、そこにはやがて転移が生じてきます。医療現場や介護の現場は、転移という現象が必ず生ずる場所なのです。

(2) 陽性転移と陰性転移

転移とは、幼児期に自分と関わりの深かった肉親、つまり父母、祖父母、兄弟姉妹との間で形成されたイメージを新しく出会った対象に向けることです。ケアにおける転移とは、ケアを受ける人が抱いている感情、幼児的願望、態度、空想などがつくり出した人物イメージを医療スタッフや介護者に重ね合わせる現象です。

転移に伴う感情は、肯定的感情の場合と否定的感情の場合があります。愛着、敬愛、過大評価、理想化、好意、期待、愛情、依存など、相手に陽性の感情やイメージを向けるのが陽性転移です。逆に、不信、疑惑、過小評価、敵意、競争心、恨み、反抗、おそれなどを向ける陰性転移もあります。この陽性・陰性転移は、どちらか一方だけが強く現れることもあるし、陽性、陰性それぞれの感情やイメージが交錯して現れて、ケアを受ける人が、医療スタッフや介護者との間のアンビバレンス（両価的）な感情に苦しむ場合があります。ある時は、相手に対して「とても依存したくなったり」、ある時は「とても嫌いになったり」するわけです。陽性か陰性どちらか一方の転移というのは、あまり自然ではありません。

過剰に陽性転移が生じている場合は、陰性の感情は否認されたり抑圧されたりしているのです。ケアを受ける人は、医療スタッフや介護者に対してはアンビバレンス（両価的）な感情をもつものです。〈依存したい↕屈服したくない〉〈甘えたい↕弱みを見せたくない〉〈嬉しい↕悔しい〉など二つの感情が交差し合うのが、ケアを受ける体験なのではないでしょうか。

転移は、医療・看護・介護に促進的にも抑制的にも働きます。たとえば、脊髄損傷となった思春期の患者が、訓練士に対して死別した父親像を重ね、訓練場面での相互交流を通して身体的にも精神的にも自立していく場合もあるでしょう。

ケアの現場では誰もが、陽性転移をケアで積極的に活用しています。良い関係が形成されていれば、相手は説得に応じたり、元気づけられたり、一緒にいるだけで支持されたり、一緒にいるだけで保証されたりして、障害に対する不快や不安に耐えて、過酷な現実を受け入れるようになっていけるでしょう。陽性転移が生じている相手のケアなら安心して受けますが、不信感が強く起こっている相手にはケアは頼めないでしょう。

ケアを受ける人は、医療スタッフや介護者に向けた陽性転移、つまり、相手を「好意的な存在」と認知する気持ちによって支えられ、ケアを提供する側がケアを受ける人の陽性転移に巧みにのっていくことで、順調に進められている場合が多いのです。

転移は良いことだけではありません。陰性転移が医療や介護に対する抵抗となる場合があります。医療スタッフや介護者に対する敵意、不信感、被害感、憎しみ、羨望、怒りが強くなる陰性転移が存在する場合には、診療や介護に支障をきたす原因になります。陽性転移ばかりが前面に出ている場合には、陰性転移の部分が背後に隠れて、ケアを受ける人が否定的感情を表に出せていない場合があるので注意が必要です。多くの人々は、ある対象に対して陽性と陰性という二つの感情をもつものだと理解しておいたほうがよいでしょう。

すべての人間関係は、転移によって潤っているともいえましょう。転移が生じなければ、役割関係しかない殺伐とした関係になってしまいます。

五年前に妻子と別れて一人暮らしをしているコンサルタント会社経営のＰさん（五五歳）は不安障害で私の外来に訪れました。見合い結婚し立派な家族をつくり、幸せな日々を送っているように誰からも見えました。私との面接が深まっていくうちに、彼の隠れた葛藤が明らかになっていきました。彼は先輩から紹介された妻と知り合い、家族をつくりました。彼は幼少時期に両親が離婚、祖父母によって育てられました。そんなこともあり、彼の夢は幸せな家族を形成することだったのです。そのために、良き父親、良き夫の役割を担ってきたのです。ところが、五〇歳を過ぎ、子どもたちが自立に向かうと、彼の心のモードが変化したのです。妻と一緒にいても窮屈な感覚しか体験できない、しっくりこないことに気づきました。夫婦関係は不安定になり、やがて妻子は彼の元を去りました。彼には自分の実母への愛着をめぐる葛藤がありました。結局、心から妻に依存や思いを向けることができなかったのです。つまり、夫婦間に陽性転移が形成されることを無意識的に避けるために情緒的に距離をとっていたのです。彼は「人生に無理をしていた自分に気づいたのだ」と述べました。

転移を理解するためには、まず、「どのような転移が生じているか」「転移がなぜ、どのようにして起こっているのか」、医師、看護師、介護者との現実的な関係性の中に、ケアを受ける人が、「特徴的な転移を起こすのも無理もないような心理的関係があるかどうか」を検討しておくことが大切です。次に、転移が、ケアを受ける人のどのような発達歴や生活歴と結びついていて、幼い頃の誰のイメージが、医療スタッフ、介護者、現在の家族に重ね合わさっているかを理解することが大切でしょう。

(3) 転移が問題になる時

転移が医療・看護・介護の場面で問題になってくることがあります。激しい転移が生じてきて、医療スタッフや介護者に対して分別がなくなったり、現実性を失ったり、行動化を引き起こす場合には、転移を扱わなければなりません。具体的には、恋愛転移が生じて身体接触を迫るとか、母親転移が激しくなり退行した状態から回復しないといった現象です。

転移は、ケアに関わる人たちすべてに影響を与えます。医療スタッフや介護者に恋愛転移を引き起こしている夫に対して、妻が陰性感情や疑心暗鬼をもったり、介護者に陰性転移をもっている人が、家族に不平や不満ばかりを告げて、医療スタッフの評価が下がったりするといったことも生じるでしょう。金銭のトラブルへと発展する場合もあります。社会的に力やお金のある高齢者が、陽性転移を向けた介護者に対して社会的実益や金銭の供与を行おうとしたり、逆に陰性転移を向けた介護者に対して社会的な仕返し（たとえば、文句を言いふらす、訴える、より権力のある医療関係者や管理者にその人の問題を伝えるといった行動）に出たりすることもあります。また、医療スタッフや介護者に対して、陰性転移がエスカレートすると暴力を振う、自傷行為を企てるなどの自己破壊行動を起こすこともあります。

問題行動が引き起こされた時には、その原因が了解できるならよいのですが、なぜ、そのようなことをしたかわからない時には陰性転移が背景にあることがあります。医療やケアを提供する人と深い人間関係をもとうとしない場合には、疑惑や不信などの陰性転移が生じている可能性があります。

陰性転移から行動化や問題が生じている場合は深刻です。少なくとも周囲の人には、「自分は精一杯がんばっている」と伝え、ケアを受ける人が向けている陰性感情が、過去の体験に根ざしていることや、転移によって生じていることを理解してもらいましょう。

陽性転移から恋愛感情による行動化が生じている場合には、現実的関係を認知させる必要があるでしょう。それはケアを受ける人を幻滅させるかもしれません。しかし、現実的側面を理解してもらうことは重要です。恋愛転移を起こしている人には、「私は、お仕事でここにきています。あなたの気持ちはよくわかりましたが、おつきあいをすることはできません」と伝えましょう。退行している人に対しては、「私をお母さんのように体験しているのはわかります。でも、自分でやれることを増やしていかないと、これからが不安です」と過度の退行を防ぐ工夫が必要です。

ケアの現場には退行を促進する要素が含まれています。高齢者に対する言葉かけにおいて、「〇〇ちゃん、だめじゃないの」「だめよ、こんなことしちゃあ」という言葉を使用することが多くないでしょうか。たしかに、こうした言葉遣いが親密感を高める場合もあります。その結果、良い関係性が生まれているのなら、この言葉遣いは意味があるでしょう。しかし、以前、高齢者に対して「〇〇ちゃん」という言葉遣いに対して批判が生じたことがありました。使用しているスタッフは親密感が高まることを期待したのかもしれませんが、高齢者にとっては「子ども扱い」されたと感じるかもしれません。退行を助長するような態度や言葉遣いについて、自分自身を考えてみましょう。

いくつかのポイントをあげておきます。第一に、世話をしたい自分の気持ちが優先してしまって、相手の自立性を妨げていないかを知ることです。対人援助者は性格的に世話を焼くことに親和性があります。しかし、できることまで助けてしまうと、退行からの回復を遅らせます。第二に、転移に基づく甘えや依存に対する逆転移で母親役や父親役を引き受けさせられて、ケアを受ける人の自立性や主体性を奪っている場合です。ケアの目標を再確認し、その人が自立するには何をどう援助するかを専門職としての自分を取り戻すことです。第三は、わがままや理不尽な要求には、施設や病棟のルールを前面に出して、できないことはできないと述べることです。多くの援助者は「こんなことを言ったら怒り出す」「言うとおりにしていたほうが楽」と思ったりしますが、それは最終的にはケアを受ける人の退行を促進してしまいます。

重要なことは、つらい体験をして退行を必要としている時には、親役割を引き受けたり心の家族になったりすることですが、自立を妨げるような退行に対しては、専門家として大人扱いして対応することです。

(4) 逆転移

さて、ケアを受ける人が向けてくる「転移」に対して医療スタッフも反応します。父親のように尊敬される医療スタッフは、自尊心を刺激され、それに一生懸命応えようとするでしょう。患者さんから文句や不満で攻撃されるスタッフには怒りが生じたり、自信を喪失させられたりするでしょう。また、子どものように振る舞う患者さんの前で、いつの間にか母親のような役割を引き受けさせられていたり、死別した父親と同世代の患者さんに、父親を重ねて入れ込むこともあります。「はじめに」で紹

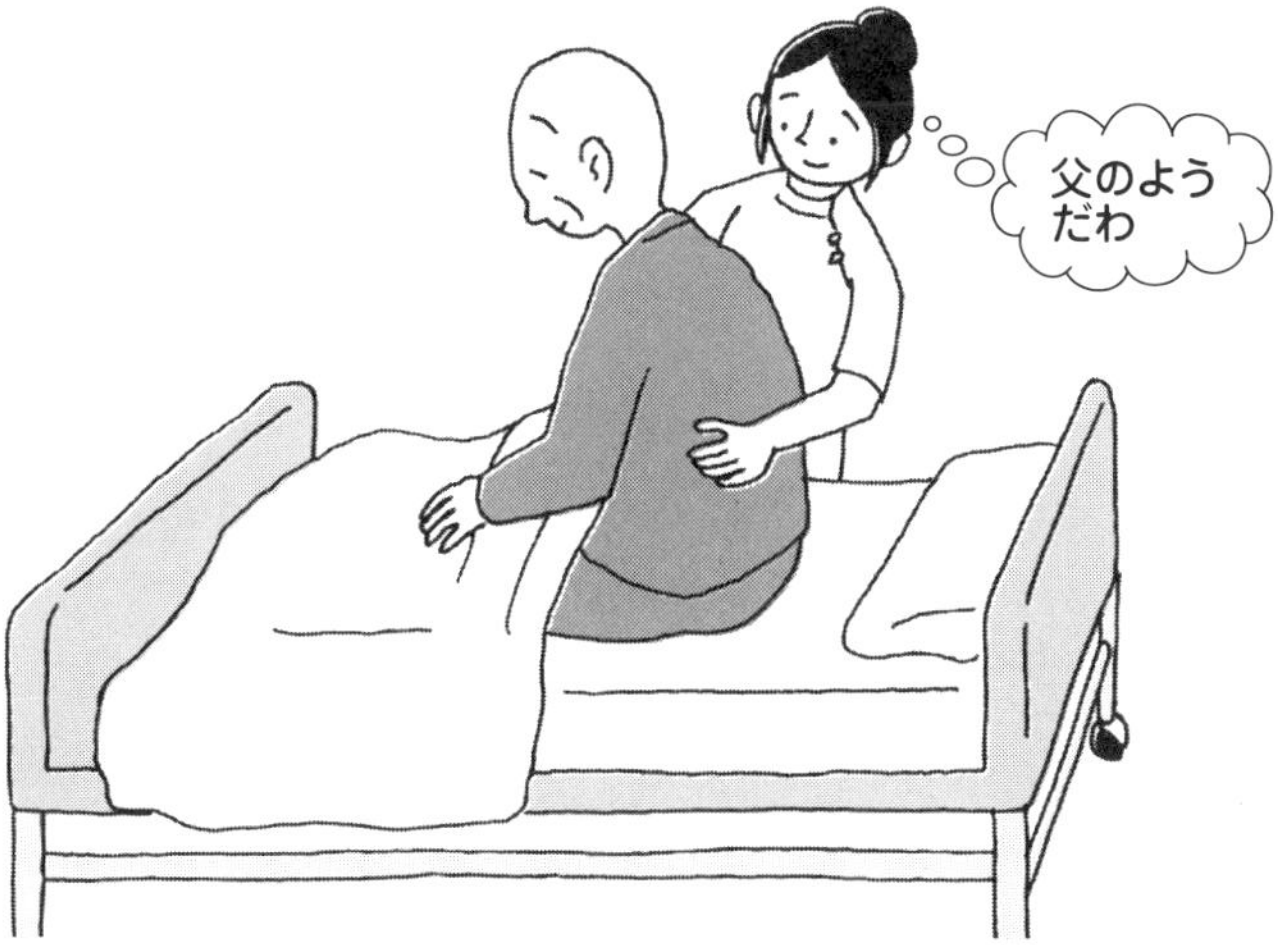

介したAさんには、私は死別した祖母を見ていたのです。

医療スタッフや介護者側が、ケアを受ける人の体験と同じような体験を過去にもっていると、相手に自分を重ねて（同一視して）入れ込んでしまうこともあるでしょう。このような、ケアを受ける人に向けて、医療スタッフ、介護者に生じてくる無意識的な感情や態度を「逆転移」といいます。

逆転移は、転移に対する反応だけから形成されるわけではありません。ハイマン（Heimann, P.）という精神分析家は逆転移について次のように定義しています。

「逆転移とは、分析的な治療関係において治療者の心にわき上がってくる感情や思考すべてを指している。しかし、この感情には、治療者の無意識の病的な転移から生じてきている逆転移（病的な逆転移）とクライエントからのコミュニケーションに連動している逆転移とがある。すなわち、後者はさらに二つに分類されて、一つは、治療者の健康で正常な反応として生じてきている感情（正常な逆転移）であり、もう一つは、クライエントから治療者に投影／排出されてきたことで治療者が味わっている感情である」。

ハイマンの逆転移の定義を、医療スタッフや介護者がケアを受ける人に向ける感情やイメージに置き換えて考えてみましょう。医療スタッフや介護者側のイメージをそのままケアを受ける人の姿に重ねて見てしまう場合があります。障害者や病者をとても弱々しいイメージで見ている人は、ケアを受ける人に対してそのようなイメージで見るでしょう。ケアを受ける人の能力に対する現実的理解が歪むかもしれません。

ケアを受ける人が向ける転移に、医療スタッフは自然に反応します。依存されれば、それに応えてあげる。甘えられればそれに応えてあげる……こうした逆転移は治療関係を促進しますが、行き過ぎると退行を助長します。看護場面は逆転移が多く、感情的に疲労しやすい場所です。武井麻子は、看護は感情労働と述べています。その背景には逆転移が関係していると考えてよいでしょう。逆転移は看護に影響を及ぼします。たとえば、不満ばかり言ってナースコールが多い患者さんからしだいに足が遠のき、ついつい事務的な態度で接していたり、特定の患者さんに過度に親切に接したり、過剰に入れ込んで看護している場合もあるでしょう。年老いた患者さんに、自分の母親を重ね合わせ、いたわりの気持ちを抱いて接していることもあります。こうした逆転移は、ハイマンによる正常な反応としての逆転移です。

ハイマンが定義しているもう一つの逆転移も、ケアの現場ではしばしば体験させられます。ケアを受ける人が体験している感情が医療スタッフや介護者に投影され（投げ込まれ）、それを味わわされる時です。この逆転移は、ケアを受ける人が激しい否定的感情に支配されている時に生じると思います。終末期の人に向き合う時の無力感や悲しみはその代表でしょう。緩和医療の看護師や医師の中には、燃え尽き症候群（献身的に仕事を続けた結果、疲労困憊して何もやる気がおきない状態になる）に陥る人がいます。私も何人かの医療スタッフを知っていますが、彼らは緩和ケアの業務そのものより、「お別ればかりの病棟では仕事をしたくない」「毎日のように死に向き合うのが辛い」と患者さんとの別れの体験のつらさを語ります。おそらく、真摯に死別が近い患者さんに向き合ってきたのでしょう。死別の近い患者さんの持つ、不安、恐怖、悲しみ、無力感が毎日のように医療スタッフに投げ入れられて、心の疲労が生じたのでしょう。

転移・逆転移が医療チームやケアチームのチームワークを乱すことがあります。たとえば、ある患者さんが特定のスタッフに「あのケアマネジャーは何でもわかってくれる」「あの先生だけは信頼できる」といった陽性転移を向け、一方で、他のスタッフに「あのケアマネジャーは冷たい」「あのヘルパーは最低」という陰性転移を向けた場合、チームに内在するスタッフ間の確執や役割葛藤が刺激されて、しばしばチーム内に分裂が生じます。こうした事態を防ぐためには、カンファレンスを開催するなどして、ケアの全体的なイメージをチームで共有していくことが大切です。

第3章

ケアが必要な人たち

1　高齢者

(1)　身体の老化

「年はとりたくない」と誰もが思います。年をとると、身体のあらゆる機能が衰えてくるからです。機能低下は身体的側面、精神的側面、社会的側面に生じ、これらが相互に影響し合いながら徐々に進行していきます。誰もが自覚するのは身体の変化です。身体的能力の老化が進行すると、病気や外傷に対する抵抗性は低下します。

身体的老化の出現場所を少し説明しておきましょう。個々人で身体的老化が出現しやすい場所は異なります。

老化が進行すると体重や身長は減少します。身長の減少は、骨格の萎縮や脊椎や脊椎の間にある椎間板の萎縮や変性と関係しています。骨格が変化すると、猫背になったり、関節部に変化が生じたりするわけです。頭髪は白髪になったり脱落したりします。歯は脱落し、皮膚はしわを生じ、乾燥し、弾性を失います。日光にさらされる皮膚や陰部には色素沈着が生じ、黒くなります。また逆に、色素の脱失を生じ、白斑を生じる場合もあります。また、皮膚には、いぼ、ほくろの増殖を認めたりします。このようにして、老いは外見にも現れます。

我々は、若さを保ち、老いを否認するために、さまざまな努力を払います。たとえば、体力維持のためにスポーツしたり、若い世代と交流したり、化粧をしたり、白髪を染めたり、かつらをかぶったり、時には形成外科手術を受けたりもします。しかし、老いは外見だけに訪れるのではありません。目に見えない部分においても老化は進行するのです。どんなに外見を若く見せても、内臓など目に見えない部分の老化は進んでいます。

気管と気管支では弾性を失い、狭窄や不規則な拡大、蛇行を認めることがあります。肺の機能も低下します。肺における炭粉や粉じんの沈着は年齢とともに増加します。

食道や胃は、あまり変化が認められない部位ですが、大腸や小腸には軽度の粘膜の萎縮を認めます。十二指腸憩室や大腸憩室は高齢になると多発します。ポリープの出現頻度が年齢とともに上昇し、がんが発生しやすくなります。

高齢者の肝臓は容積および重量が減少します。胆のうは一般に萎縮します。胆道系の腫瘍および胆石症の合併は、高齢になるに従い上昇します。

膵臓は、一般に重量が減少して硬度は低下します。高齢になると、インスリンの分泌が減り、糖尿病が発現しやすくなります。

健康な人でも、血圧は徐々に上昇する傾向があります。それに伴った心臓の重量の上昇が見られるようです。心臓の大動脈出口は心臓の全形に比して広くなり、弁膜症などの原因になります。冠動脈は蛇行するようになります。冠動脈が狭窄すると、狭心症や心筋梗塞の可能性が高まります。

動脈硬化は小学校高学年くらいから始まり、四〇代くらいから多くの人に高血圧などの症状が出現してきます。高血圧症は脳出血、腎機能障害、大動脈解離などの重篤な合併症を引き起こすことが知られています。

血液をつくる造血組織は加齢に伴い萎縮しますので、貧血も生じやすくなります。高齢者の貧血は、栄養と関連した貧血および他の疾患に続発する貧血が多いのが特徴です。

高齢者の腎臓には各種の病変が頻発します。高齢になると、ネフロンという腎臓の重要な部分が減少します。ネフロンの減少は、腎機能の低下や腎腺がんの発生と密接に関連しているといいます。

睾丸では、細精管の萎縮、造精機能の低下などが見られます。卵巣では、卵細胞の消失、繊維化を伴う全体の萎縮があります。当然、性機能は低下します。

高齢の男性では、潜伏性の前立腺がんが認められるとの報告があります。前立腺は老化と関係深いがん発生の部位で、現在は早期発見のためにＰＳＡ（前立腺特異抗原）という腸瘍マーカーを用いたスクリーニング検査が用意されています。

高齢者の脳の重量は減少します。側頭葉、脳幹、小脳は一般に萎縮が激しいようです。通常、左右差は認められません。高齢者の脳にはまた、神経突起の不規則な膨大化、神経原線維性変化、アミロイド沈着などの変性が神経細胞内に起きます。

高齢者の眼の角膜における特徴的な老年性変化が白内障です。そのため視力は低下します。耳では音を伝える骨が硬化してくるため、聴力低下が生じます。平衡感覚をつかさどる器官にも変化が生じます。鼻では、臭細胞の萎縮・消失などで嗅覚も低下してきます。舌では、味蕾の萎縮・消失および味覚末梢神経の変性が生じ、味がわからなくなっていきます。皮膚感覚受容体には、萎縮・消失、末梢神経の変性が見られます。

ざっと身体の内部の老化現象をあげましたが、高齢者にはこうした老化が目に見えないところで進んでいると理解しておいてください。本来の臓器は萎縮し、必要のないコレステロールや脂肪が蓄積してくるのが「老い」です。こうした身体の老化は、なかなか気がつきませんが、日常生活のあらゆる部分に影響しているのです。食生活、性生活、人間関係などすべてに影響を与えていることをケアに関わる人は理解しておきましょう。

ポイントは、ケアを受ける高齢者が「身体の衰え」をどの程度正確に把握しているか、どの程度理解しているか、どの程度老化についての知識があるかを知ることだと思います。否認の強い高齢者に、老いを直面させるような言動は自尊心を傷つけることがありますが、健康維持のためには必要になります。逆に、「すっかり老け込んだ」と自尊心を失っている場合は、老いに対する正確な知識を提供したり、老いても精神性は維持されたり向上したりすることを伝えるのも一つの方法かもしれません。

(2) 精神の老化

年をとるにつれ精神的能力のうち、反応力や記憶力は低下しますが、人を統括する能力や経験からくる判断力、内省力は高まることは知られています。

高齢者の精神的能力を理解するうえで重要になるのも、現実を把握する能力の程度、人間関係を形成する能力など、心を理解するための準拠枠です。

精神の老化は、精神機能（感覚、知覚、記憶、思考、知能など）と性格の変化（情動、不安、関心、感情の興奮性や弾力性）としてとらえることができます。

① 感覚器官の老化

老化は視覚と聴覚の機能を低下させます。その結果、それが精神の老化として出現してくる場合があります。視力低下のために知能検査の成績が低下したり、聴力の低下によりコミュニケーション能力に問題が生じたりしやすくなります。

② 記銘力と学習力の低下

老化が進むと新しい事柄を記憶することが困難になります。一般には、視覚による記憶より、聴覚による記憶のほうが困難になるといわれます。しかし、記憶力は注意の集中や関心に左右されます。高齢者では古い記憶はかなり保持されますが、人名や地名などの単語の記憶力は老化に伴い低下します。高齢者にとってパソコンの操作を覚えることが難しいのは、こうした理由があります。

③　性格の変化

「年をとって性格がまるくなった」「頑固になった」など加齢に伴う性格の変化は、誰もが認識していることです。高齢になると性格に変化が生じます。なぜ､高齢者には性格の変化が生じるのでしょうか。それは三つの次元（生物心理社会的次元）の相互作用によって生ずると一般には考えられています。生物学的次元では、脳機能の変化だけでなく、運動機能や感覚機能の老化といった身体機能の低下が影響します。これまでやれたことがやれないという体験は、怒りや落胆を強くします。心理的次元では、脳機能の低下にも関係しますが、感情をコントロールする能力が低下したり、失敗を恐れたり、新しいことへ挑戦する気持ちが低下します。社会的次元では、定年退職や孫の誕生などで「年寄り」として扱われることで、自分を高齢者と規定していきます。こうした生物心理社会的次元の相互作用が高齢者の性格を変化させるのでしょう。

(3)　高齢者の気質

穂永豊は、著書『老人の心理』（中央法規出版、一九七八年）の中でカバン（Cavan, R.）の老人気質の研究をわかりやすく紹介しています。ここに穂永の説明を引用し、現代的な側面も加えて解説したいと思います。

① 最近のことの記憶力は低下するが古いことは覚えている

高齢者と話すと、昔話に花が咲きます。現在の政治問題などは話さない高齢者でも、学生時代の話や幼い頃の話になるといきいきと話し始めます。新しいことは忘れやすいのですが、昔の体験は鮮明に残っているからです。認知症が進んでしまった高齢者でも、生まれ故郷の話になるといろいろと話してくれます。ケアする時の心得として、昔話に焦点をあてることは大切だと思います。高齢者は、未来よりも現在、現在よりも過去の中でいきいきできるものです。

② 急ぐといらつく

高齢になると、反射能力や反応は低下します。若い人のようにてきぱきと活動できません。現代社会はスピード社会です。コンピューターもスピードを競っています。こうしたスピード社会は、高齢者にとっては苦痛かもしれません。ゆっくりとしたスピード、自分のペースが重要です。一人で気楽に過ごしたいという高齢者の心の中には、ゆっくりと気ままに自分のペースで生活したいという思いがあるのでしょう。家族の中でいらつく高齢者は、家族のペースと高齢者のペースが合っていないのかもしれません。

③ いつも中心人物でありたい

高齢者の中には、勲章をもらったり、名誉職をもらったりすると、とても喜ぶ人たちもいます。宴会の席では年配者は中心に座ります。高齢者には中心でいたいと思う心理が働いていますし、我々もそうした気持ちを汲み取って対応しているのでしょう。高齢者には、仕事をしていた頃の、後輩たちや部下から尊敬され注目された体験が残っています。引退すると、社会から遠のいてしまったと感じることも多く、さみしさをどこかで感じているのです。そのさみしさの反動でいつも中心人物でありたいと思うのでしょう。

④　昔の思い出を美化する

高齢者にとって思い出は懐かしく美しいものです。以前ビッグヒットした「タイタニック」という映画は、生き残った一人の老人の回想シーンから成り立っています。思い出というのは心の中で結晶化され美談として残るのです。実際の話とは少し食い違っていたり、脚色されていたりするのでしょうが、それでいいのです。特に死の影が近づいている高齢者にとっては、これから何をするかよりも、何をしてきたかに意味を見出すことが大切です。

⑤　現在への不満と愚痴

年をとると、新しい環境に対応していくだけの順応力が低下しています。気力も能力も低下し、現在の生活は昔の生活に比べるとあまり良いものではなく、不満だらけのように感じます。せっかく、息子が新築してくれた家に移り住むことも、高齢者にとっては、良い体験とは限りません。慣れ親しんだ古い自分の家のほうが、思い出が詰まっている大切な世界だったりするのです。

⑥　目の前のことがわからない

昔の思い出に浸り、現在へ不満を感じている高齢者は、自分の外見、態度、動作、言葉が他人にどのように映っているかがわからないことがあります。自分のことを棚に上げて、他人を怒ったりします。

高齢者は、世間のこと、他人のことはよく気がついてクレームをつけたりしますが、案外自分のことになると無頓着だったりします。

⑦ 被害感と孤独感

年をとるにつれて、目に映るもの、聞くものは現在の自分に関係がなくなったように感じることがあります。世の中は、若者を中心に回っており、高齢者は脇に追いやられて、世界が住みにくいと感じる人もいます。一人で孤独に生活している老人が頑固で、関わりづらいのは、被害感と孤独感を体験しているからでしょう。

⑧ 新しいことが覚えにくい

高齢になると、単純な数字などは覚えにくくなります。これまでの知識につなげて判断して理解しようとするので、新しいことを覚えるのは若い人の倍以上の努力が必要になります。私の患者さんの一人は、コンピューターを覚えようと教室に行きましたが、「先生の言っていることが早くて、よくわからないのでやめました」と言っていました。高齢者の記憶力や学習のスピードを理解しておく必要があるのだと思います。

⑨ 騒がれると神経質になる

高齢者は刺激に弱くなります。騒がしい状態が苦痛に感じられて、自分で処理できない神経の高ぶりを感じます。高齢者が都会の喧騒を嫌い、静かな場所を好むのはこうした理由もあるのです。音楽も激しいロックミュージックよりは、クラシックやイージーリスニングを好みます。かわいい孫も、大騒ぎをするとうるさく感じます。

⑩　**初対面の人に臆病**

高齢者は若い人に比べると初対面の人に対して臆病だといいます。初対面の人と会う時には気をつかいますし、長い人生経験が警戒心を強めるからです。世代が違っていたりするとなおさらです。高齢者はケアを受ける時に、気をつかうものです。多くの高齢者は医療スタッフや介護者を自分の子どもや孫に重ねて理解しようと努めますが、そのようにしないと相手に近づけないからです。

⑪　**現代社会に疑いの心**

高齢者の能力が低下して、行動範囲が狭くなったり、人間関係が狭くなったりすると、自分が世間から取り残されていくように気持ちが働きます。世の中には、自分の理解できないこと、自分には都合の悪いことばかりが生じるように体験されます。それは、現代社会に対する疑問に置き換わります。「昔は良かった」「今の政治家はだめだ」「若い連中が世の中をだめにしている」と疑うようになるのです。

⑫　**自分の物差しですべてを考える**

めまぐるしく移り変わる現代社会に、高齢者はすぐには適応できません。高齢者にとって、わからないことばかり増えているのが現代社会です。こうした状況では不安が高まるので、高齢者は世の中のことを自分の知っていることに結びつけて理解しようとします。自分が一度体験してきたこと、自分の知っていることに結びつけるのです。自分が親から受け継いだ価値、自分が教育を受けた価値などの物差しで他人や世間を理解しようとする時に、衝突や葛藤が生じたりします。

⑬ 昔の思い出を自慢する

高齢者にとって、これから出会う新しい体験はそう多くはありません。高齢者の自己を支えているのは昔の思い出です。自分が成功したこと、やり遂げたこと、人々に認めてもらったことは、大きな誇りとなって心に残っています。現在の自分の置かれた状況が必ずしも満足できる状況でないなら、彼らは昔の成功体験を自分の支えにしても当然です。「また自慢話が始まった」と家族は思ったりしますが、それは高齢者の自己存在の確認作業でもあるのです。

⑭ やりだすと中途変更することが難しい

高齢者は責任感が強いものです。それは長い社会生活から習得したものなのでしょう。自分なりの手順、自分なりの考え、自分なりのやり方を人生経験で習得しています。つまり、一度やりだすと中途変更が難しいのです。変更すると新しいことを考え直さなければならず、経験のないことは一層困難になります。

⑮ いろいろな物を集める

高齢者の中には、くず物やつまらない物を集めたりする人がいます。そのくず物やつまらない物というのは、他人から見た価値観であって、高齢者にとっては大切な物であったりします。物がない時代を生きてきた高齢者の中には物が捨てられない人がたくさんいます。高齢者の家に行くと、古い空き瓶や包装紙や雑誌が、所狭しとばかりに置かれています。彼らには、一つ一つが思い出なのでしょう。捨ててしまうともう二度と会えないからです。きっと、その背景には、さみしさや孤独が関係していると思われます。

(4) 老いと社会性の変化

老化は、身体的側面、心理的側面だけではなく、社会的側面にも変化を引き起こします。人間は老化に伴い、多くのものを手放さなければなりません。その多くは社会的側面です。老年期について社会的な視点から検討してきた研究者がいます。

カミング（Cumming, E.）とヘンリー（Henry, W. I.）は「社会離脱説」という理論を提唱しています（長谷川和夫、那須宗一編『ＨＡＮＤ　ＢＯＯＫ　老年学』岩崎学術出版社、一九七五年）。彼らは、老年期を職業から引退する時期と考えています。高齢者の死による社会的影響をできる限り少なくするために、死期の近づく人間は職業を引退し、職場の第一線から離れることで社会を維持するわけです。カミングらは、退職への個人の期待と社会（会社）側の期待が合致することが重要であると述べています。もしも双方の期待が一致しなければ、個人は不適応な余生を送ることになります。しかし、彼らの理論は、今日ではあてはまらなくなっています。多くの人が定年を第二の人生の始まりと認識して、新しい世界を求めていく高齢者は少なくありません。

ロウゾウ（Rosow, I.）は、「社会的役割喪失説」を提唱しています（『ＨＡＮＤ　ＢＯＯＫ　老年学』）。これは、老年期を老化と結び付いた社会的役割の喪失としてとらえる立場です。老化による社会的役割の喪失と、それに関連した集団への所属や参加が減少することによって、老年期に入ることで、社会的結合が弱くなります。高齢者にとって社会的役割の喪失は、必然的なものであり、避けられないと述べています。日本も定年退職後の「仲間づくり」が高齢者にとって重要な課題になります。

社会性の変化に伴う高齢者の心理を、役割、収入、仲間、住居といった概念で、もう一度整理しました。

① 役割の喪失

資本主義社会における社会的評価の中には、どのような生産的活動を行い、どれくらい稼いでいるか、どのような地位にあるかといったことが含まれています。退職は社会的な役割を奪います。高齢者は、自分が社会の歯車からはずれたことにさみしさを感じます。いったん退職すると何の貢献もできない社会の居候のように体験します。残念ながら近代化は、高齢者の居場所や役割を奪っています。コンピューターによるデスクワークが中心である現代社会では、高齢者が活躍できる場所は限られてきています。

② 収入の低下

通常は退職後には収入は実質的には落ち込みます。そして、年金や退職金に頼った生活を強いられるようになります。実際には生活していくことは可能でしょうが、むしろ高齢者の中には自分で稼げないということに罪悪感や葛藤を体験する場合があります。

③ 仲間の喪失

多くの人たちにとって退職は、在職中につくられて維持されてきた友人の喪失を意味します。特に日本の都市部では、地域活動や近隣のつきあいよりも職場での対人関係が中心で、退職に伴う仲間の喪失は大きいと思います。特に、仕事一筋に生活してきた人にとって、退職後に新しい仲間を見つけることが老後の課題になるでしょう。多くの退職者が仕事から離れた後に、不適応感や孤独感を体験しますが、それは職場以外の場に「仲間」をもってこなかったことに由来するのでしょう。老人クラブなど退職者の仲間づくりに貢献する場所もありますが、多くは、もともと外交的で明るい性格の人たちの社交の場となっていることも少なくありません。退職後の高齢者の多くは、家族やかつての同僚や仲間との交流が支えになっています。「濡れ落ち葉族」という言葉が話題になったことがあります。定年退職した人が、どこに行く時も配偶者についていくのです。定年退職後に仲間がいなければ、配偶者についていくしかないのです。

④　住居の移転

高齢者にとって、家を替わるということはストレスになります。それは、先に述べた老人気質のようなものが影響しています。退職金で家を新築したり、息子夫婦が同居のために家を新築して転居するといったことは日常的ですが、高齢者の中には、古く慣れ親しんだ環境に親和性をもっている場合があります。照明は暗く、壁ははがれ落ち、便所が外にある古い崩れ落ちそうな家だとしても、長年そこで暮らした高齢者にしてみると、新築のマンションよりもずっと親近感のある場と体験されているでしょう。高齢者が長年住んできた家には、たくさんの思い出が詰まっています。また、視覚や記憶や環境順応力の低下も影響するでしょう。

田舎に住む一人暮らしの母親の物忘れが目立ってきました。息子夫婦が都内に家を新築して、母親を呼びました。ところが、転居した後から、昼間、母親は一人でぼんやりとしていました。やがて、夕方になると、「ここは私の家ではない」と外に出て行こうとしました。記憶障害があるために、新しい家の構造、台所の使い方など、覚えたくても覚えられないのです。不安は高まり、認知症の症状が進行したのです。新しい環境で住むためには「新しいこと」をたくさん覚えなければいけません。認知症の人は、覚えることができません。

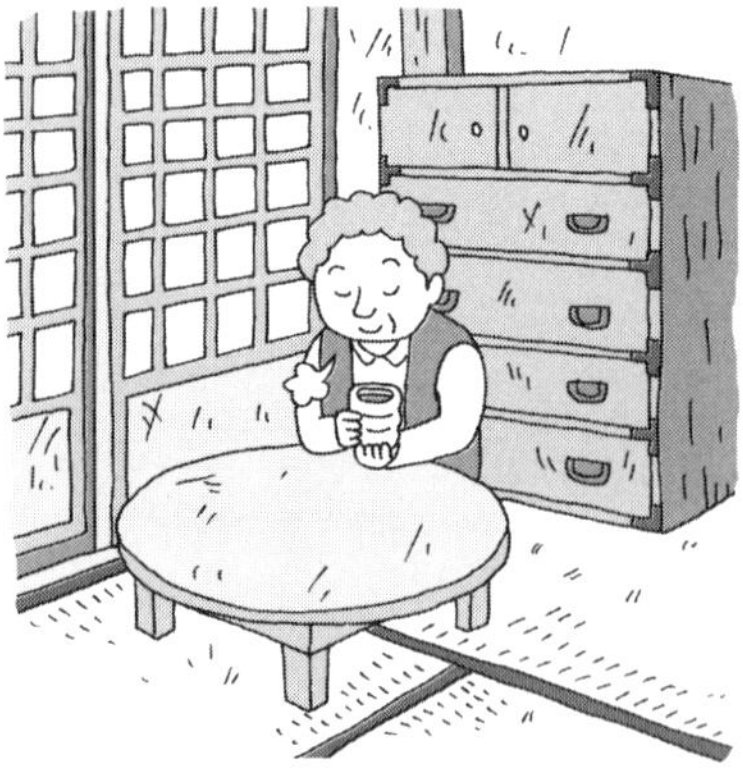

2　認知症の人

(1)　認知症の種類

認知症には明確な診断基準があります。「ぼけた」「もうろくした」ことを認知症と思う方もよくいますが、認知症は病気です。認知症には多くの種類がありますが共通した症状があります。米国精神医学会が作成した診断基準である『ＤＳＭ‐５』という精神疾患の診断統計マニュアルによれば、認知症とは「認知機能の減損が意識水準の安定した状態で生じることである。影響を受ける機能は、一般的知能、言語能力、問題解決能力、記憶、学習能力、見当識、知覚、注意力、判断能力、集中力および社会的能力である。」と定義されています。すべての認知症に共通の診断基準は①記憶障害（新しい情報を学習したり、以前に学習した情報を想起する能力の障害）と②認知障害の両方の存在があることで明らかになるとされています。認知機能の障害とは、失語、失行、失認、実行機能の障害のことであり、この中の一つか一つ以上があることが条件です。認知症の診断は、生活状況における問題、知能・心理検査、そして画像診断で行われます。初期では画像には所見が出ないこともあります。詳細に調べるために、脳血流や脳のブドウ糖代謝を調べるＳＰＥＣＴ、ＰＥＴを行います。最近では侵襲性がなく、比較的簡単に脳の血流を調べられるNIRSに注目が集まっています。

① アルツハイマー型認知症

アルツハイマー型認知症は、もっとも頻度が高い認知症です。脳の中にある神経そのものが変性します。脳細胞が変性するために、記憶障害や認知機能障害が出てきます。

五〇代、六〇代で発病します。高齢になるほど、また女性のほうが男性よりも発病の危険率が高く、遺伝的要因もあります。四〇パーセント以上の人には家族に同じ病気の人がいます。リスク因子は、女性、頭部外傷の既往、親族に同じ病気の人がいることです。アルツハイマー型認知症の発病初期は、それほど目立った症状はありません。家族は最初は異常に気がつかないこともあります。「後から考えるとあの頃からかな」という言葉を家族からよく聞きます。

記憶障害が本人や家族によって気になりだします。物を置いた場所を忘れたり、食事をつくる細かい手順を忘れたりします。これが進行すると見当識障害が起こります。つまり、自分のいる場所、時間、人物について忘れてしまいます。

最初は怒ったり泣いたりと感情の起伏が激しいのですが、進行すると笑ったり泣いたりしなくなります。そして意欲が低下します。アルツハイマー型認知症の発病初期には、抑うつ気分を自覚することがあります。認知症は全般的に進行し、日常生活動作の障害が出現します。日常生活能力は記憶障害や認知障害、性格変化が原因になって生じてきます。

進行すると、歩行、痰の排出、排便などの生命を維持する機能に影響が現れてきます。末期になると自発言語は消失し、寝たきりになり、四肢は拘縮します。最後は、感染症などの合併症が出現して死に至ります。

②　血管性認知症

血管性認知症は、障害される部位や範囲、時期によって症状は多彩です。脳動脈硬化が進行し、脳血管が詰まりやすくなって、小さな脳血管が梗塞を繰り返します。ＭＲＩやＣＴスキャンでは小さい脳梗塞が多発性に起こっているのが確認されたりします。血管性認知症に共通する特徴は、心房細動などの心疾患や高血圧などの危険因子があり、階段状に進行し、多少にかかわらず神経症状や意識障害を呈することがあり、認知障害はまだら状で、健常な部分もあることです。血管性認知症は動脈硬化や糖尿病などによる血管の変化に由来するので、この認知症は健康管理することで発病を予防することが可能です。

③　ピック病（前頭側頭型認知症）

初期は、アルツハイマー型や血管性認知症ほど記憶障害や認知障害は目立ちませんが、人格の変化が顕著です。自制心が低下するために、万引き、わいせつ行為、粗暴、短絡行為などが出現し、人が変わったと思われたりします。診察に非協力・不真面目、また意味もなく同じ言葉や行動を繰り返したりする滞続症状も認めることがあります。これは、人間の理性や社会性を司る前頭葉や側頭葉の脳細胞が萎縮することから生じます。そのため前頭・側頭型認知症とも呼ばれることがあります。

④ レビー小体型認知症

老年期に発病する変性型の認知症です。男性の発病率は女性の2倍であり、記憶障害と認知障害に加えて特徴的な大きな症状が二つあります。一つは歩行障害で、パーキンソン病のような歩行（こきざみに歩く）を認めます。もう一つは幻視です。かなり生々しく見えるようで、「子どもがあそこに座っている」とか「大きな鳥があそこにいる」と言ったりします。

⑤ 若年性認知症

認知症は高齢者の病気ではありません。一八歳以上六五歳未満で初病する認知症を若年性認知症といいます。先にあげた認知症の症状が若くして発現してくるものです。萩原浩の小説で渡辺謙が主演で映画化された「明日の記憶」は、四九歳の広告代理店でやり手営業マンの若年性認知症になっていく本人と家族の苦悩が見事に演出されています。初期症状、症状の進行、本人と家族の苦悩と対応は、認知症を学ぶ教材にもなります。

(2) 認知症の人の心の世界

キャッシュ（Cars,J.）とサンデル（Zander,B.）は、認知症の人の心の世界について精神分析的な観点から説明しています。彼女らの本は『痴呆の人とともに―痴呆の自我心理学入門』（クリエイツかもがわ、二〇〇三年）という題で邦訳されています。この著書は、認知症の人の心を機能ごとに分類し、認知症の人の主観的体験を記載していますし、具体的な心理的ケアについても記載されています。ここでは、彼女らの分類項目と理解を軸にして、私の知見も加えて説明しておきましょう。

①　自尊感情がおびやかされる

我々には自尊感情というものがあって、我々自身を支えています。自尊感情は自分で人生がコントロールできていると感じている時に高まります。認知症になると自分で生活をコントロールする能力が低下します。認知症が進むと、失敗を何回も繰り返し、間違った行動をとるために、周囲の人から嫌がられたり、時には怒りを呼んだりするため、自分が劣っていると体験します。彼らの自尊感情は、能力の低下についての落胆と他者からの叱責によって傷つくのです。

②　集中力が低下する

認知症になると、集中力が短い時間しか続きません。その結果、注意力が散漫になります。集中力が維持している時間には、案外正常に機能しますが、集中力が低下すると能力が低下します。認知症の人によっては、病院の検査では知的能力の問題が発見されないことがありますが、それは集中力がその時だけ維持されるからです。日常生活は、集中力の低下によって影響を受けます。何かを始めても集中力が続かないために、中途半端のまま終わってしまいます。注意が散漫になるために、一つのことをやっていても、次に興味が移ってしまいます。これは、日常の仕事、会話、行動など、すべての面に現れます。

③　記憶の障害

私が私であるのは、私が体験してきたことの記憶が私の存在を支えているからです。記憶が欠落していくことは、私自身の存在感が希薄になっていくことを意味しています。日常生活を営めるのは、記憶が機能しているからです。どこに何があり、誰がいて、ここはどこで、このような場合には何をする……という記憶を中心に営まれていきます。認知症は記憶が損なわれる病気であるため、日常生活が障害されます。認知症の人は新しいことを覚えるのが苦手です。しかし、昔からやり慣れていることは思い出すことができます。よく聴いた歌、ピアノの弾き方、散歩の道筋、よくつくった料理などは覚えていたりします。認知症の人の心の中では幼い頃の記憶ほど鮮明に覚えていますが、昨日のこと、今朝の体験は欠落しています。

認知症の人は「今」を生きていると考えましょう。特別な検査以外では、記憶力を確かめる検査は控えたほうがよいかもしれません。医学的な診断では重要ですが、自尊感情を脅かしてしまいます。

④ 言葉の能力の低下

認知症になると、自分のことを理解してもらうために言葉を上手に使ったり、他人の言う内容を理解したりする能力が低下します。キャッシュとサンデルは、認知症の人の言葉の障害は、正しい言葉を見つけ出すことができないという「言葉の健忘症」と述べています。認知症の人は、人、物、場所の名前を思い出すことができなくなります。名前が思い出せなくなると、最初は「あれ」「それ」という言葉が増えます。慣れた人なら認知症の人の思い描いている品物を察知して対応できますが、周囲が察知してくれないと怒りがわき上がることもあります。認知症の人が健康な家族と一緒に会話している時、最初は会話に追いついていけますが、しだいに会話が理解できなくなると怒ったりします。一人で取り残されている感覚が高まるのでしょう。言葉の理解力は低下する反面、口調、表情、身振り、視線などの非言語的態度に敏感になります。認知症の人に対しては「何を話すか」よりも「どのように話すか」を考えたほうがよいのです。

⑤　抽象的な思考能力の低下

認知症になると抽象的な思考能力が低下します。たとえば、比喩とかユーモアがわからなくなります。家族でテレビを見ていて、ユーモアで笑いを誘うような場面で、他の家族メンバーが笑っても、認知症の人は、理解できずにボーっとしていたりします。難しい話は理解できません。将来について考えたり、何かを予測したりする能力も低下してきます。認知症の人への説明は、具体的でないと、相手には何も伝わりません。「火の元に気をつけてね」と言うよりは、「ここにあるガスの栓はさわらないでください」というように具体的に言ってあげるとよいのです。

⑥　アイデンティティの混乱の出現

誰もが自分自身は他人と違う唯一な存在であると体験しています。「私は私である」という意識をもっています。それは先に述べた記憶などの援助を受けて形成されます。認知症は、「自分という感覚」を弱めます。自分が誰なのか、自分の家族はどこにいるのかと疑問をもち、自分の顔や身体も自分のものでないような感覚に襲われます。鏡に映る自分の姿が自分でないように感じたりします。

⑦　外界の認識と外界の体験の変化

これはいわゆる「見当識障害」といわれるものです。今日が何日であるのか、自分はどこにいるのか、周りにいる人は誰なのかがわからなくなります。外界はとても自分と縁遠い場所のように体験されます。認知症の人の時間認識が障害されると、自分が何歳の時の自分なのかが混乱してきます。自分の家を自分の生家と間違えたりするようになります。場所の認識も障害されます。住み慣れた環境は認知症の人には理解しやすいのですが、新しい場所に行くと必ず混乱します。病院に入院すると混乱したり症状が悪化したりするのは、このためです。場所を認識する能力は、外界から身近な環境へ、そして自宅へ進行していきます。認知症の人は、わかっているつもりで外に出ます。ところが、道に迷い、パニックを起こしたり、遠くのほうまで歩いたりすることがあります。

⑧ 知覚について解釈する能力の低下

知覚には、聴覚、視覚、触覚、嗅覚、味覚があります。こうした五感によって人は、外界を認識して自分の居場所や存在を確かめるのです。認知症の人は五感は残っていても、それを解釈する能力が低下します。「この音は何だっけ」「この色は何色」「この味は何だっけ」というように、感じたことを解釈することができなくなります。聴覚における理解力が低下すると、音に対して敏感になります。視覚における解釈も低下して、目に見えているものが何か思い出せなくなります。触覚についての記憶が事故を起こすこともあります。お湯が熱いことを忘れて火傷したりするのは、このためです。嗅覚も衰えます。料理が焦げる匂い、腐った臭いがわからなくなります。味覚も低下する場合があり、それは食欲低下で現れることがあります。

⑨ 幻覚と妄想

記憶力の低下、思考能力の低下、知覚についての解釈が障害されることに関連して、幻覚と妄想が認知症の人には出現してきます。特に「物盗られ妄想」は有名です。自分が財布をしまっておいて、それを忘れてしまい、「嫁が隠した」と思い込みます。幻覚や妄想を訂正しようと周囲は試みますが、あまり強く叱ると、逆に被害感や不安を高めて症状を増強してしまいます。幻覚や妄想に伴う不快感や否定的感情は我々にとっても了解できます。「誰かが外に来ているみたいで怖いんだね」など、感情を取り上げるとよいでしょう。

⑩　人間関係の変化

認知症になると、深い次元での人間関係が形成できなくなります。認知症の人の人間関係は表面的で断片的です。その場、その時だけの関係なのです。昨日の人間関係での思い出は、記憶障害のために今日まで保持されていません。今日は今日の関係なのです。初めて会った人には、それなりに挨拶や会話ができます。しかし、おそらくその体験は、翌日には忘れられています。被害的感情に支配されている認知症の人は、人間関係を避けるでしょう。人の集まりを避けるのは、このためです。多くの人との交流もストレスです。認知症の人にとっては、馴染んでいる人と一緒にいる時が一番安心できるのです。

⑪　五感の刺激に敏感になる

私たちは、五感の刺激を常に受けていますが、それが苦痛とは感じません。私たちは「刺激防壁」という心の機能をつかって、五感からの入力を上手にコントロールしているからです。エアコンの音、車の騒音、工事現場の音があってもしだいに慣れてきて、生活に適応していけます。高齢者は「刺激防壁」

が弱体化するので、静かな場所を好んだりします。認知症の人は「刺激防壁」がかなり障害されます。音や光に過剰に敏感になります。キャッシュとサンデルは「皮膚を喪失した状態」と表現しています。すべての刺激が入力され、彼らは混乱したりイライラしたりします。

⑫　判断能力の低下

私たちは、状況を把握し、何が適切かを判断しながら生活しています。認知症になると判断能力が低下します。判断するための記憶も欠落しているからです。抽象的で難しい行動についての判断が低下していくでしょう。金銭の管理、献立つくりなどから始まり、赤信号は止まる、タバコの火を消す……といった簡単な判断能力まで低下していきます。

⑬　感情のコントロールの低下

感情については前述しましたが、人間関係が円滑になるためには、感情をコントロールしなければなりません。感情をコントロールする能力は、判断能力とも関係していて、「ここで怒ったら、相手がどう思う」という予測を立てなければなりません。認知症の人は、脳そのものの障害により、感情コントロール力が落ちているうえに、自尊感情が低下し、被害感にあふれていることが多く、ちょっとしたことで怒ったりします。性的感情にも影響が出ます。判断能力が低下しているために、性的逸脱行動が出現する場合もあります。米国では、ナーシングホームにおける認知症患者による認知症患者への性的虐待が訴訟問題になったりしています。

⑭　否認を多用する

不安や恐怖から逃れるために、私たちは防衛機制という機能を働かせます。否認したり、抑圧したりするのです。認知症の人は、否認が多用されます。それは、記憶力低下、外界の体験の変化、五感の変化などの影響を受けます。問題行動を起こしても都合のよいように忘れてしまいます。

⑮　依存性の問題

認知能力の低下、記憶能力の低下により、認知症の人は誰かに依存せざるを得ません。上手に依存できる人ならよいのですが、自分の問題点を否認しており、依存することに葛藤があると何でも一人でやろうとします。逆に、子ども返りして、本来やれることまで周囲に頼んでくる認知症の人もいます。依存とどのようにつきあうかは、周囲がどの程度、援助を提供するかと連動しています。そのためには、できることとできないことがよく理解されている必要があるのです。

⑯　空想力の低下

誰もがつらい現実から逃れるために空想を活用します。空想力は私たちをストレスから守る働きをしてくれます。認知症の人は空想力が低下します。空想力の低下はユーモアや遊び心も低下させます。認知症の人と一緒に楽しみ、彼らが肯定的な感情をもてるように配慮することも大切でしょう。

⑰　統合能力の低下

これまで述べてきた①から⑯までのさまざまな能力を、我々は関連づけて統合して生活しています。私たちの心には、さまざまな機能を統合するコントロールセンターがあるのですが、認知症になると、それも障害されて統合能力が低下します。認知症が進行すると、他の能力で他の能力を補うこともできなくなります。判断能力を助けるために記憶能力を活用できなくなったり、外界を正確に把握しようと思っても、五感の解釈が障害されているために困難になったりします。

(3) 認知症の人のケア

私がコンサルタントをしている認知症と家族の会でいつも言っていることを表に示したので参考にしてください。

●認知症ケアの要点

1．思い出せないだけが記憶障害ではない
覚えられない、学習できないということを理解してあげてください。新しい器具、場所、人は苦手です。
2．言葉よりも表情や感情、声に反応しやすい
難しいことは理解できません。自分の表情や言い方を工夫しましょう。
3．進行する病気ということを忘れない
できること、できないことを定期的に把握して、できないことに手を貸しましょう。

3　身体障害者

(1)　障害受容理論

　身体障害を抱えるということは、どのような体験でしょうか。それまで身体的な問題がなく生活していた人が、病気やけがで障害をもつ。障害を受け入れて、生活に適応していかなければなりません。身体障害者にとって重要になるのが、自分の障害を受け入れて生活に再適応していく過程です。身体障害者の心の世界を理解するために、多くの人たちが、彼らの体験を聞いて、それを理論として導き出してきました。その理論の一つが「障害受容」という理論です。障害者は自分の障害を受け入れていくことで、新しい生活に適応していきます。障害を受容するということは、生物・心理・社会的な次元における再適応の過程ともいえます。

　リハビリテーションの領域では、デンボ（Dembo）とライト（Wright）の障害受容理論が広く知られています。彼女らは、第二次世界大戦の戦傷者を対象

●障害受容と価値の変化

1．価値の範囲の拡張

2．身体的価値を他の価値に従属

3．障害に伴う波及効果の抑制

4．絶対的価値の尊重

にした面接調査からその理論を導き出しました。デンボとライトは障害受容について、「価値の変化」という切り口で考察しています。彼女らの理論を筆者なりに再整理したので紹介します。

障害者は第一に、価値の範囲を拡張しなければなりません。身体機能が健康な人は、自分の身体能力に応じた活動範囲や生活世界をもっており、それを基盤にして価値をつくり上げています。その価値は、日常生活のすみずみまで入り込んでいます。障害者は最初、失われた機能や身体の一部にとらわれてしまい、身体機能の低下はそのまま自己価値への低下に結びついてしまいます。つまり、「できない」という体験だけが前面に出ます。しかし、リハビリテーションの過程で、患者は車いすでの生活や補助具を使った生活へと考えを切り替えていきます。つまり、それまでの価値の範囲を、リハビリテーション患者としての生活世界へと拡大していきます。

第二の課題は、身体的価値を他の価値に従属させることです。身体機能が欠損すると多くの人は、その部分にとらわれてしまいます。しかし、身体機能は欠落しても、精神機能は残存しており、考えようによっては人間的な生活を営めるものです。身体的価値は自己価値の一部であることを理解していくことが、障害者には必要になるでしょう。ＡＬＳ（筋萎縮性側索硬化症）で全身が動けなくなったモリー教授（Morris, S.）が、教え子から身体的介護を受けながらも、彼に人生哲学を教えていく日々が『モリー先生との火曜日』（ミッチ・アルボム（別宮貞徳訳）、日本放送出版協会、一九九八年）に紹介されています。モリー教授は身体的ケアを受けながら、人生における教育を提供します。モリー教授にとって、深刻な身体障害は自己の一部であり、全体ではありません。

第三の課題は、障害に伴う波及効果を抑制することです。障害をもつと、とたんに「障害者」というラベリングが行われ、個人のもつ他の諸側面は、しばしば脇に追いやられてしまいます。障害者というラベリングがもたらす二次的影響を防止することが、障害者にとって大切になります。障害者と同時に、一人の男性や女性であり、一人の大人であり、一人の職業人であることを維持することが重要です。障害が人格やアイデンティティに波及することを抑制することが、受容の一つになります。

第四の課題は、他者と比較して自己評価しないようにすることです。デンボとライトは価値を相対的価値（比較によって意味づけられる価値）と絶対的価値（資産的価値）に分類しています。しばしば人は、相対的価値によって自己価値を決定してしまいがちです。片足が不自由な人は両足が自由な人に比べれば、相対的価値は低いと体験してしまいますが、受容ということは、そうした比較から生ずる相対的価値に心を奪われるのではなく、自分の中にある絶対的価値を尊ぶことです。どんなに身体機能が低下しようとも、私は私であり、私の価値、私の心の尊厳は保って生きていこうと思えれば、その人は受容したといえるのかもしれません。

彼女らの理論は、「自己価値」という人間の根源的な心理から受容を述べており、その概念は障害者を理解するうえで有効だと思われます。

わが国でも、障害受容に対して独自の理論を臨床経験から紡ぎだしている臨床医がいます。本田哲三は、臨床経験で出会った患者や患者の手記をもとに、以下のように障害受容をまとめています。

① 障害の認知

まず、自分に障害があり、その程度はどの程度かと認知することが大切だといいます。これは、デンボとライトの理論では扱われなかった領域です。認知は、高次脳機能と関係し合うため、脳卒中、頭部外傷、認知症などの患者では重要な要素となります。また、認知は否認と関係し合います。否認が強ければ、障害を心理的に受け入れることができず、リハビリテーション訓練に障害が生じてくるからです。否認は、悲しみや落胆を防ぐ意味あいもありますが、リハビリテーション訓練のうえでは、上手に現実検討を促し、障害を認知させていく必要があります。

② 回復の断念

患者の多くは機能が元通りに回復することを信じています。しかし、リハビリテーションの訓練課程や医療スタッフや他の患者さんとの出会いを通じて、回復の限界というものを認知するようになっていきます。つまり、「断念」「あきらめ」という事態に直面するのです。断念の段階で、障害者には、落胆や悲しみなどの否定的感情がわき上がります。この段階は先に記したモーニングでいえば、絶望の段階に相当するでしょう。断念に伴う否定的感情を処理するために周囲の心理的サポートが必要になります。

③ 適応的な行動

身体障害者は、治療、訓練、日常生活に適応していかなければなりません。つまり、障害者としての生活世界への再適応を強いられるのです。切断者であれば義肢に適応しなければならないでしょう。脊髄損傷であれば車いすの生活に自分を適応させなければならないでしょう。適応的な行動は、食事をするといった簡単な行動から、職場で作業をこなすといった高度な行動まで幅広いのです。どのレベルで自分を適応させるかも重要な課題になってきます。

④　**社会的自覚**

身体障害者としての日常生活が営まれていく過程で、健常者への対応の仕方、職業選択、仲間づきあいなど、障害者としての社会的な自己感覚を形成しなければなりません。これが社会的自覚です。社会的な自覚が十分になされていないと、社会適応で困難や葛藤に直面するからです。

⑤　**価値の変化**

障害をもつと生活の変化を強いられます。それまでできていたことができなくなる。目的を断念せざるを得ない。唯一の楽しみが奪われた等々、生活における「価値」に変化が起きます。障害を抱えた生活は、行動や活動に付随する価値を変化させなければなりません。私は「まだできること」を探し、そこに価値を見出すことが大切だと思っています。あるＡＬＳ（筋萎縮性側索硬化症）の人が「もう、動けなくなりました。でも目は見えます。耳は聞こえます。そこに喜びを探すようにしています」と言っていました。できないことを嘆くのではなく、まだできることに価値を見出すことが大切だと思いました。こうした価値の変化は、障害者の長い期間を通した日常生活の中で生じてくる体験なのでしょう。

(2) 自己受容と社会受容

障害受容を考えていく時に重要な点は、環境との相互作用です。障害者における環境とは、介護者、家族、医療スタッフ、他の障害者といった人間関係の側面と、家屋や地域特性などの物理的な環境の側面を含んでいます。障害受容とは、個人の中で営まれる閉鎖的な体験ではありません。それは、常に環境との関係で営まれるダイナミックな関係です。

この点について、最も斬新な定義をしているのは南雲直二です。南雲は障害受容を「受傷後の心の苦しみを緩和する方法」と定義し、二つの障害受容を明確に分けています。一つは、自分の中から生じる苦しみへの対処であり、これを「自己受容」と呼びます。もう一つは、他者から負わせられる苦しみへの対処であり、これを「社会受容」と呼んでいます。本来、障害受容は自己受容と社会受容から構成されますが、いつのまにか、障害受容を語る時に社会受容が抜け落ちてしまい、自己受容のみが障害受容として論議されていることを警告しています。南雲の理論は、障害受容を個人心理というコンテクストから社会システムというコンテクストに拡大している点が特徴的です。本来、個人の心の状態というものは、個人の内部で完結しているわけでなく、社会システムとの相互作用の産物です。

障害受容は環境との相互作用であるとすれば、医療スタッフや介護者、家族が障害受容に対して先行した理解をもち、障害者の受容過程で生ずる否定的感情の受け皿になる必要が出てくるでしょう。では、障害受容の受け皿になるために、家族や医療スタッフにはどのような態度が必要でしょうか。

障害受容の途上では、自分の障害を認めまいと「否認」が機能したり、現実に直面して、さまざまな否定的感情がわき上がったりします。他者と比較して激しく落胆したり、将来について悲観的な考えをもったり、時にはうつ状態や不安状態などの精神症状も出現します。

(3) 否認への対処

身体機能が低下した時に生ずる強い否定的感情は、最初は否認によって防衛されます。身体障害者にはさまざまな否認のかたちが存在しています。病態失認のように麻痺を全く否認してしまい、無理して歩行しようとして転倒したりする場合もあるでしょう。医師が、「予後」について説明したのに、患者はそれを全く理解しなかったり、「医師からは何も聞いていない」といったりする認識のズレにも否認が背景に存在しています。否認という防衛機制が緩んでいくためには、障害者自身の価値の拡大（自己の受容）がいるでしょうし、周囲の温かいサポート（社会からの受容）がいるでしょう。

「右足が動かなくても、工夫すればなんとか生活できる」「車いす生活になったが、デスクワークはできる」というように、思考が変化するには、それこそ家族や医療スタッフが、身体障害をもった患者の生活世界を拡大するように配慮しなければなりません。周囲との温かい人間関係がなければ、患者は障害に直面していくことができません。障害を抱えた時に生ずる否定的感情は、言語化され周囲に伝えられるべきでしょう。身体障害のために生活に制限を強いられる人は、心の奥ではつらく、悲しいのです。

そうした障害者の苦悩を心に思い描くことから共感はスタートします。現実を受け入れさせようと、何度も現実検討や障害への直面化を繰り返す家族や医療スタッフもいます。しかし、それは無意味なことが多く、むしろ患者に否定的感情を引き起こします。障害を認めるかどうかは個人的・内的な体験です。まず、はじめに身体障害者が自分の状況を受け入れていく条件を整えることです。それは、新しい生活や新しい価値の提供であったり、温かい人間交流であったりします。誰もが安心できる環境でなければ、裸になれないのと同様に、身体障害者も否認をはずすことができないのです。

(4) 断念への対処

障害者は、障害について現実検討し始めると、以前の自己イメージと比較して絶望と悲嘆を体験します。本田のいう「断念」です。失われた機能を取り戻そうとする試みがすでに無駄であり、機能が戻らないことを知り、絶望が襲い、断念を強いられます。断念には、悲しみ、怒り、空しさ、落胆の感情が伴います。

障害者は、身体機能のみならず、職業、家庭内の役割、レジャーや趣味、対人関係などさまざまなことがしだいに失われていきます。その度に断念せざるを得ない自分を知り、落胆を体験します。

「ああ、すっかり自分は変わってしまった」「もう、昔のように走れない」「もう仕事に戻ることは無理だ」などさまざまな断念に伴う感情を体験します。

断念を体験し落胆した人に向き合うのは、周囲にとってもつらい体験です。時に、ケアする側は、自分に投げ入れられた断念に伴う無力感や落胆を払拭するように、「何、落ち込んでいるのよ」と励ましてしまうことがあります。断念を体験している人に、無遠慮な励ましは禁物です。

(5) 仲間をつくること

先に述べたように、障害受容において重要になるのは、自己価値の拡大や再構築です。「自分と同じ障害の人はどのような人生を歩んでいるのか」「どのような社会生活を送っているのか」といったことは身体障害者であれば誰もがもつ疑問でしょう。新しい自己価値をつくり上げていくうえで、同じ障害者との交流は心のサポートになります。先輩障害者との交流、先輩障害者の生活の観察などが受容において重要になります。これは「モデリング」と呼ばれています。南雲は社会受容の場としてのコミュニティの重要性を説いています。同じ仲間に出会い、対話し、共感し合うことは、障害者をエンパワーメントします。

障害者の生活参加の仕方にはさまざまな論議がありました。「できる限り健常者と一緒に」「できる限り健常者と同様に」という考えの背景には、差別をなくして生活しようという意味があるのだと思います。障害者同士で集まり障害者同士で語り合ってもらうことは、障害者を健常者と異なるグループに押しつけることではありません。むしろ同じ立場同士の語り合いは、健常者と一緒に生活していくためのパワーを獲得できるのです。

障害者をサポートし合うグループやコミュニティは、自然発生的に形成されるグループと、医療スタッフ、行政や家族会などが中心になって意図的に形成されるグループがあります。たとえば、病院の待合室、病棟、リハビリテーション訓練の場などで、日々の出会いの中から生まれてきます。その意味で、医療スタッフは、待合室、病棟、リハビリテーション訓練室を、出会いやコミュニケーションの場と再認識しておくとよいでしょう。後者は、ポスターや広報などで、障害者の参加を呼びかけ、意識的に仲間づくりをしていきます。

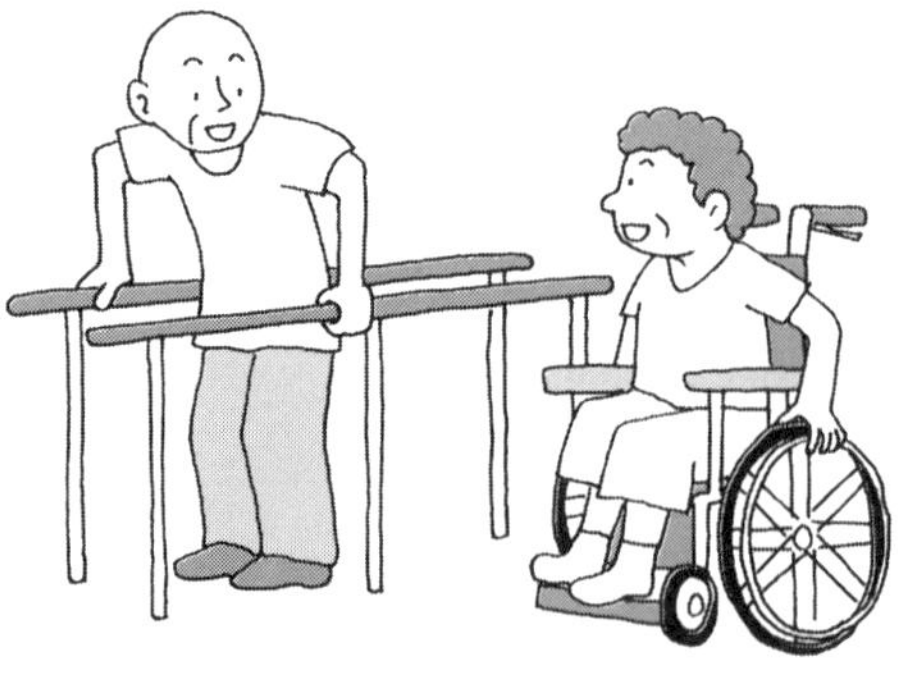

4　精神障害者

(1)　統合失調症

精神障害者で長期にわたるケアが必要になる疾患は統合失調症です。統合失調症について少し説明しておきましょう。

二〇〇二年の夏、「精神分裂病」という病名は「統合失調症」に改名されました。精神分裂病という呼称のもつスティグマが、患者たちの社会復帰を妨げてきたからです。統合失調症の生涯罹患率は約一％であり、本当は私たちにとても身近な病気なのです。しかし、この病気のもつ特異な症状や態度は、家族の中に「狂気」という非日常として体験されてきました。そのため、統合失調症の家族には、治療という認識より隠蔽、排除という認識のほうが根強く存在していたのは事実です。そして、そのことが統合失調症の人の社会復帰への抵抗となってきました。

統合失調症の原因は、はっきりとしていません。確かに遺伝的要因は指摘されていますが、それだけでは発病しません。統合失調症は「遺伝的要因に早期の発達環境、そして思春期以後のストレスなどが複合的に加わり発病する」といわれています。統合失調症が最初に発病する年齢は一〇代後半から三〇代前半くらいまでが多いです。急激な症状（幻覚や妄想）で発病するタイプもあれば、ひきこもりや自閉的生活など目立たない症状で発病するタイプもあります。

統合失調症の症状は、他者から見ても明らかで目立つ症状と、あまり目立たないのですが、彼らの日常生活能力を低下させて社会復帰を妨げる症状の二つに分類されます。前者を「陽性症状」、後者を「陰性症状」といいます。

① 陽性症状

陽性症状を特徴づけるのは「幻覚」と「妄想」です。

統合失調症の「幻覚」は幻聴がほとんどです。誰もいないのに会話が聞こえてきたり、ささやかれたりします。その内容は、被害的、迫害的内容がほとんどで、自分の悪口を言っていたり、命令してきたりします。幻聴の体験は、患者さんによって異なり、はっきりとした違和感をもち、「聞こえるはずもない声が聞こえる」と自覚する人もいれば、「絶対に聞こえている」と確信している人もいます。特に命令や指令を送る幻聴の場合には、それが異常行動に結びつく場合もあります。幻聴に操られてしまったり、時には傷害事件に発展したりする場合があります。精神科医には幻聴の特性を判断し、適切な診断と対応が必要になります。

「妄想」は、あり得ないこと、起こり得ないことを信じることです。妄想は内容により分類されています。「ある組織が、自分の殺害をねらっている」と信じるのは被害妄想、「家族が自分の食事に毒を入れている」と信じるのは被毒妄想、「一日中、監視カメラで観察されている」というのは注察妄想、「今日も自分は探偵に追跡されている」と信じるのは追跡妄想、「配偶者が浮気をしている」と信じきるのは嫉妬妄想です。

統合失調症が問題を引き起こすのは、被害的・命令的な幻聴と妄想のために、現実を把握する能力が低下し、否定的感情（特に被害感と怒り）に支配されることが関係しています。

こうした陽性症状から生ずる問題行動は、人格から生じたものではなく、病気によって引き起こされているのであり、その人自身には責任があるわけではありません。そのため、統合失調症の人が、激しい陽性症状により傷害事件を起こしても、刑事罰の対象にはならず、精神科治療の対象になるわけです。統合失調症は「危険」というイメージは一般には存在しています。それは、彼らの引き起こす問題行動が、一般人にとって了解不能で奇異に映るからなのです。

こうした幻覚や妄想に対する治療は、薬物療法です。今でも、副作用が少なく作用の強い新しい薬物が次々に開発され、統合失調症の治療を大きく進歩させています。多くの患者は、副作用の少ない新しい薬によって、幻聴や被害妄想を改善させることができています。

②　陰性症状

陰性症状とは、感情が乏しくなったり、思考能力が低下したり、意欲が低下したり、ひきこもるようになったり、何もせずボーっとするようになったりする症状です。思考し、行動し、感動するという人生に喜びや楽しみを与える体験が減少します。陰性症状が出現すると、就労能力や生活能力が低下します。陰性症状が最初から前面に出てくる統合失調症は「解体型」と呼ばれ、発病は目立たないのですが、しだいに進行します。激しい幻覚や妄想が薬物療法で改善した後、陰性症状が残り、社会復帰を困難にさせることが多いのです。陰性症状に対しては精神科リハビリテーションが行われます。生活技能訓練、作業療法、家族心理教育、レクリエーションなどで、彼らの低下した生活能力や就労能力を補います。

(2) 社会復帰

統合失調症の人はどのような一生を送るのでしょうか。一九八七年、米国のハーディングル(Hardingl, C.) らは、二六九例の統合失調症患者が三二年間にどのような人生を送っているかを調査しました。一九五〇年代から治療は薬物療法とリハビリテーションが行われるようになり、予後が改善したといいます。発病から五～一〇年目には、七〇%が病院外での生活を維持できていました。三〇年後に経過を追うことができた一六八名のうち六八%は良好な予後をたどっていました。雇用された経験がある人は七六%、症状がまったくないか、乏しい人は七二%、七六%は通常の生活を営んでいたといいます。長期予後研究の二分の一から三分の二が良好な予後を示していたのです(江畑敬介、浅井邦彦編『分裂病の病院リハビリテーション』医学書院、一九九五年)。

日本では、統合失調症になり入院の話が出ると、「入院したら、一生病院から出てこれなくなる」「入院したら、人生の終わりだ」と古い考えをもつ家族もいて、入院治療を拒否することもあります。入院が「収容」というイメージが残っているのも事実ですが、現在の精神科病院では、どの病院でも社会復帰に向けたリハビリテーションが活発に行われ、早期退院を考えています。

Q君は、大学時代に幻聴で発病しました。彼は幻聴に悩まされ、時々家で大声をあげたりして家族を困らせていました。しかし、新薬が速効し、病状は完全に消失したのです。しばらくして、彼は、自分の病気が「統合失調症」であることを、服薬している薬品名から知りました。絶望と悲しみに包まれて彼は外来にやってきました。私は彼に、正直に病名を伝えました。そして、「今では、多くの統合失調症の人が薬物療法や精神科リハビリテーションで社会復帰していっている」と伝えました。悲しみが漂っていた彼の表情は、安堵感を取り戻し、彼は外来を後にしました。彼は今でも病気と上手につきあい、一〇年経った現在、彼は都内まで通って勤務しています。

二〇〇一年のアカデミー作品賞受賞作品『ビューティフル・マインド』という映画は、統合失調症の数学者ナッシュ（Nash,J.）が主人公です。そこには統合失調症の人が体験する世界が、見事に描かれています。幻覚と妄想に脅かされる日常生活、薬の副作用との闘い、ナッシュは実在する人物で、彼は病気と闘いながらノーベル賞をとります。この物語は、統合失調症の人々や、彼らのケアに関わる人々に勇気を与えてくれました。

統合失調症は陰惨で悲惨な経過をたどる病気ではありません。適切な治療が行われれば、必ず社会復帰できる病気です。

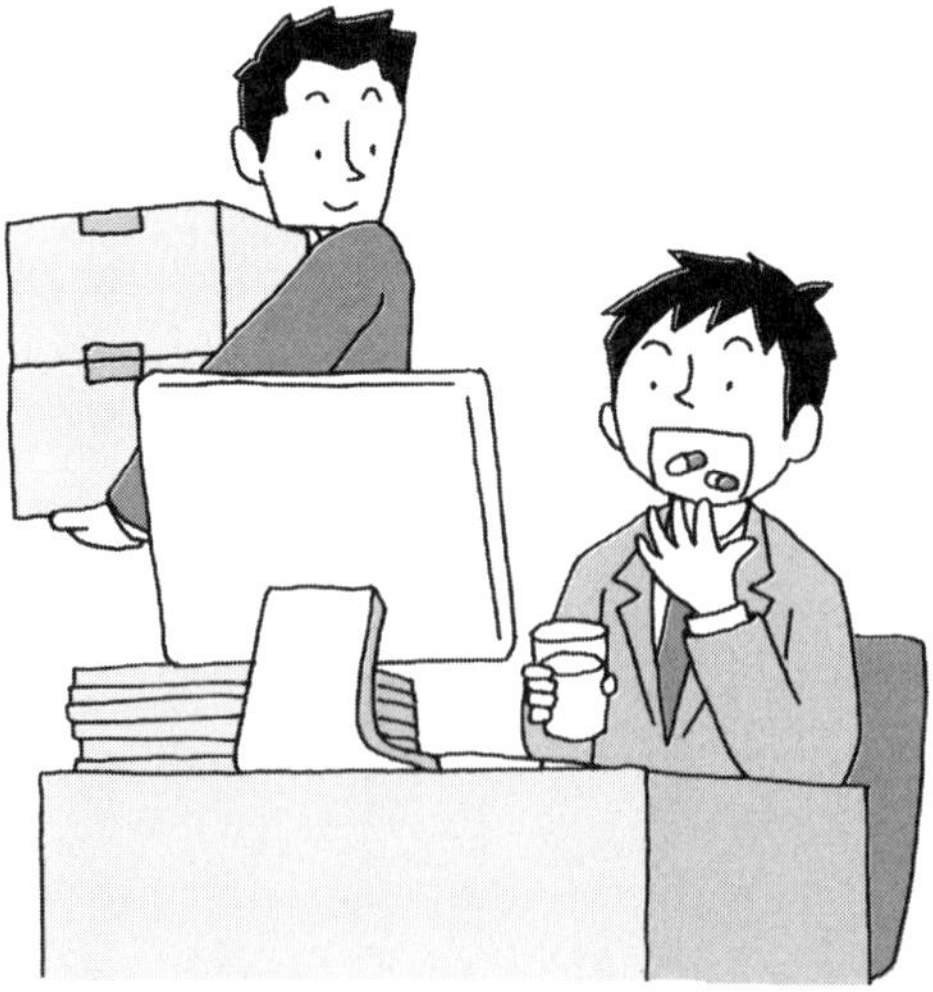

5　病気の子どもたち

(1)　親子の関係

子どもにとって病気とはどのような体験なのでしょうか。急性疾患であれば、病気が改善すれば、親子関係は元の健康な時の関係に戻りますが、慢性疾患の場合には、親と子どもは「疾患を介在した新たな親子関係」に適応していかなければなりません。

疾患を介在した親子関係は、本来の親子関係に影響を与えることが知られています。その理由の一つは親が病気に対してもつ感情です。親は、「自分が至らなくて、病気になった」「自分の健康管理が不十分であったから」……とにかく自分の責任で子どもを病気にしてしまったという思いが親の心を支配すると、子どもにその気持ちが伝わるのです。償いの気持ちから子どもに過干渉や過保護な態度になって、子どもが過度に依存的になることもあるでしょう。親の抱えた否定的感情を感じ取り、良い子になることだってあります。自分が良い子でいないと親を傷つけ、親を悲しませてしまうと体験するからです。親の過剰な心配が、子どもの自立を奪ってしまうかもしれません。子どもの遊びや生活を過剰に制限するあまり、子どもは自立できなくなってしまいます。

パウラ（Paula, K. R.）らは、病気の子どもの心理を発達段階別にまとめています。それを紹介し、私自身の考えを加味して説明したいと思います。

(2) 乳幼児期

乳幼児が病気になり病院に入院した時に注意しなければいけないのは、愛着（attachment）の質を保つことです。赤ちゃんは、愛されるためにこの世に生まれてきているのです。親は赤ちゃんのあるがままの姿を受け入れ、生涯続くプロセスである愛着が始まります。子どもと親は愛着によって内外のストレスに対処できます。乳幼児にとって愛着の欠如は酸素が足りないのと一緒です。乳幼児は入院により、母親やその代わりになる養育者から分離されると喪失を体験します。それは先に紹介したモーニングの理論の基盤になっています。乳幼児の場合の入院などによる愛着対象からの分離は、次の三段階に分類されます。これは乳幼児が入院してきた時の反応の順番といえましょう。

① 反抗（protest）

入院させられた乳幼児は、最初は激しく、活発に、大声で、転げ回るようにして、母親から離れるの

●病気をもつ子どもの心の発達

乳幼児期	反抗 絶望 愛着喪失
学童前	自己中心性 魔術的思考 身体像不安 退行の出現
学童期	病気への理解と協力 否認と退行
思春期・青年期	病気と将来への不安 自立と依存めぐる葛藤 否認と知性化

を防ごうとします。母親をもう一度捕まえようとします。年長児の場合では、親が去ろうとしている時にしがみつき、文句を言いつのり、駆け引きしているようにも見えます。

②　絶望（despair）

この相では、乳幼児の活動性が減少し、活発さの減った単調な泣き方をしたりし、外界から退却して静かになります。希望がなく退却しているだけで、静かになったからといっても適応しているわけではありません。

③　愛着喪失（detachment）

乳幼児は、母親に代わる保育を受け入れる感じになりますが、これらの新しい愛着は、表面的で、乳幼児は同時に、母親が現れても情緒または陽性感情の喪失を示します。

慢性疾患のために入退院による母親との分離が繰り返されると、多数の代理の養育者が関係をもったため、乳幼児は短くて一定しない愛着を形成し、心理面に影響が出ることが指摘されています。

(3)　学童前

二、三歳から小学校に入学するまで、学童前における病気への態度は、情緒発達や認知の発達と関係し合います。この段階の子どもの病気は、自己中心性、魔術的思考、身体像不安の影響を受けます。

自己中心性とは、生活上のすべての出来事が自分を取り巻いて起こっていると思うことです。すべての出来事が自分に関係しているのです。

魔術的思考とは、この世の出来事の説明に幻想を使います。病気になった子どもは、自己中心性と魔術的思考により、「病気になったのはお菓子を食べ過ぎて神様が罰を与えたのだ」と思ったりするわけです。この段階の子どもは、親や医療スタッフから、「病気はお菓子や罰のせいではない」と、きちんとした説明が必要になります。正確な説明がないと、子どもの不安と恐怖は幻想的なものへとエスカレートしてしまいます。

身体像不安は、認知発達が未熟なために、身体のイメージを自分本位に解釈し不安になることをいいます。学童前の子どもに「体の中の絵を描いてごらんなさい」と言って絵を描かせると、色々な絵を描きます。口から肛門まで一本の管になっている絵、機械が入っている絵、真っ赤に血で塗られた絵、便でいっぱいの絵……子どもは自分の体に対して独自のイメージをもっているのです。ですから注射一つ受けるのも大変です。「血が止まらなくなる」と思う子もいたり、「針が体に入ってしまう」と感じる子どももいたりして、予防注射の場面では、子どもはさまざまな幻想的不安を体験しているのです。子どもはばんそうこうが好きだったりします。あれは、傷にふたをして自分を守ってくれる感覚がもてるからだと思います。

この段階の子どものもう一つの特徴は、退行が生じやすいことです。病気になった子どもはしばしば退行します。その現れ方ははっきりしていて、トイレットトレーニングができていた子が夜尿をしたり、洋服を着せてほしいとせがんだり、好きなお菓子ばかりを要求したり、赤ちゃん言葉になったり、明らかな態度で退行が現れます。ついつい、親も医療スタッフも、赤ちゃんに行うような態度でケアしてしまいます。

この段階における病気の子どもへの対応では、病気と治療に適応するのを助けたり、退行を最小限にしたりすることでしょう。具体的には、できる限り痛みや不快感を取ってあげたりすること、治療の前にはわかりやすく説明してあげること、子どもは何が怖くて、何が不快なのかを見極めてあげること……といったことが必要になります。

(4) 学童期

小学生時代にあたるこの時期では、友達同士の交流が深まり、学業、体育、芸術などの能力が発達していきます。病気についても年齢に応じて、かなり具体的に理解できるようになります。治療にも協力的になり、規則的な服薬や処置を自ら受けることができます。不安についても言語化しますし、自分の希望も伝えることができるので、医療スタッフや家族との関係は確立しやすくなります。

この段階の子どもも退行します。それは、遊びの中に現れたり、母親に対する甘えとして表出したりもするでしょう。否認も機能し始めます。子どもによっては否認が働き、安静を守らず歩き回ってしまう場合もあります。否認は、深刻な病気の時には大人同様に自我を守るために重要な防衛機制になりますし、慢性疾患においても、毎日、深刻にならないために必要になります。病気を認めながらも、それほど深刻にならず、治療を受け入れていく姿勢が大切になります。

学童前にもっていた病気に対する主観的なイメージや幻想をもち続けている子どももいます。そこには否認が機能していて、「本当のこと」を聞くのを自ら避けているのです。こうした場合に「病気のことをどう思っているの?」と聞いてみるのも大切ですし、絵画などに病気のイメージを描かせたりして、心を把握することも必要でしょう。この段階では、子どもは病気の現実を受け入れていく必要があるからです。自分の病気や治療について理解しておかなければなりません。

慢性疾患で入退院を繰り返す子どもの場合にも、できる限り健康な人と同様な精神発達のための機会を提供するべきでしょう。院内学級は大切な人間交流の場になります。

ストレス発散という観点から、遊びを大切にすることが重要です。テレビゲーム、コンピューター、パズルなどは、不安や不満の解消に役立ちます。

(5) 思春期・青年期

中学生以上になると、成人と同様に、病気の意味を、将来への成り行きを含めて理解するようになります。それは、自分の将来に対する不安が増強することも意味しています。幼児期から慢性疾患で入退院を繰り返している子どもは、病院慣れしています。過度に大人びていたり、冷静であったりする場合もありますし、自分本位でわがままな場合もあります。それまでの医療体験が人格形成にもたらす影響が見え隠れします。思春期・青年期における活動性の制限は、自己イメージの発達に影響を与えるでしょう。健康な子どものように運動したい子どもは、スポーツ観戦でその気持ちを昇華するかもしれません。

この段階は、精神的自立と重なる時期でもあります。子どもにとって人生は自分のものであり、自分のことは自分で考えなければなりません。つまり、病気の管理についても自立的になる必要があります。自立は孤独を伴います。病気の子どもは、将来の自分をいろいろと空想して悲観的になるかもしれません。いまや、不安や心配は親のものではなく、子ども自身のものになるのです。したがって、うつ病などの発病にも注意が必要です。

病気の不安や恐怖を打ち消すために否認が使われます。子どもは病気を忘れて一生懸命勉強したり、将棋や碁に打ち込んだりします。知性化も活用されます。白血病の子どもが親以上に自分の病気について理解しており、医師や看護師を驚かせたりすることもあります。この時期の治療体験は、子どもの人格形成にさまざまな影響を与えます。病気で苦労した子どもが、医師や看護師を目指す話はよく聞きます。彼らをケアしてくれる身近な人物が自我理想（なりたい自分）になるのです。

⑹ 病気の子どもへの配慮

子どもをケアする人は、子どもは病気をどのように体験するのかを知的に理解し、追体験して理解することが大切です。子どもの心を理解してあげることは、身体の健康管理と同様にケアする人の大切な役割の一つでしょう。慢性疾患を抱えた子どもたちは、健康な子どもと異なる体験をもちます。病気や治療は苦痛を伴い、生活に制限が加わり、自立と依存をめぐる葛藤をもちます。子どもの「病気や治療のどんなところが嫌いなのか」、あるいは「何が嫌なのか」を理解してあげる必要があるでしょう。具体的な質問としては、「病気の何が嫌い？」「治療のどんなのが嫌い？」と質問してあげるとよいかもしれません。相手が病気の体験に気持ちを向けてくれていることを知ると、子どもはケアする人から理解され共感されたと体験するでしょう。

子どもの生活の中心は、勉強と遊びです。慢性疾患によってこうした活動が制限されることは子どもの心に大きな影響を与えます。入院を嫌がる子どもは好きな遊びができなくなるかもしれないし、勉強の遅れを心配して、検査を受けるのを嫌がる中学生もいます。子どもの生活世界を理解してあげて、病気が遊びや勉強にもたらす影響を最小限にしてあげることが大切でしょう。

子どもにとって一番の理解者は誰でしょうか。母親かもしれませんし、父親かもしれません。兄弟かもしれません、時には保育士、教師、看護師のこともあるでしょう。小児科医や児童精神科医かもしれません。子どもは一番の理解者に心を開きます。子どもがほほ笑んでリラックスできる人は誰かを探してみるとよいでしょう。

病気に対するイメージは、子どもの年齢によって異なります。子どもが入院すると、自分と同じ病気の子どもに出会います。その子に対する親の関わりや、医療スタッフの関わりをじっと見ています。その子どもに対する不安を強めたり、退院していく子どもを見て期待をもったりするでしょう。時には、

「死」に出会ったりもします。子どもが抱いている病気のイメージを理解してあげることが大切になるでしょう。

子どもは、病気になって一番嫌なことは「死」とは限りません。死はむしろ否認されていることが多く、子どもにとって深刻な問題は、学校に行けないことであったり、痛い注射をしなければならないことであったりします。子どもによっては、母親が悲しむことが一番嫌な体験の場合もあるのです。

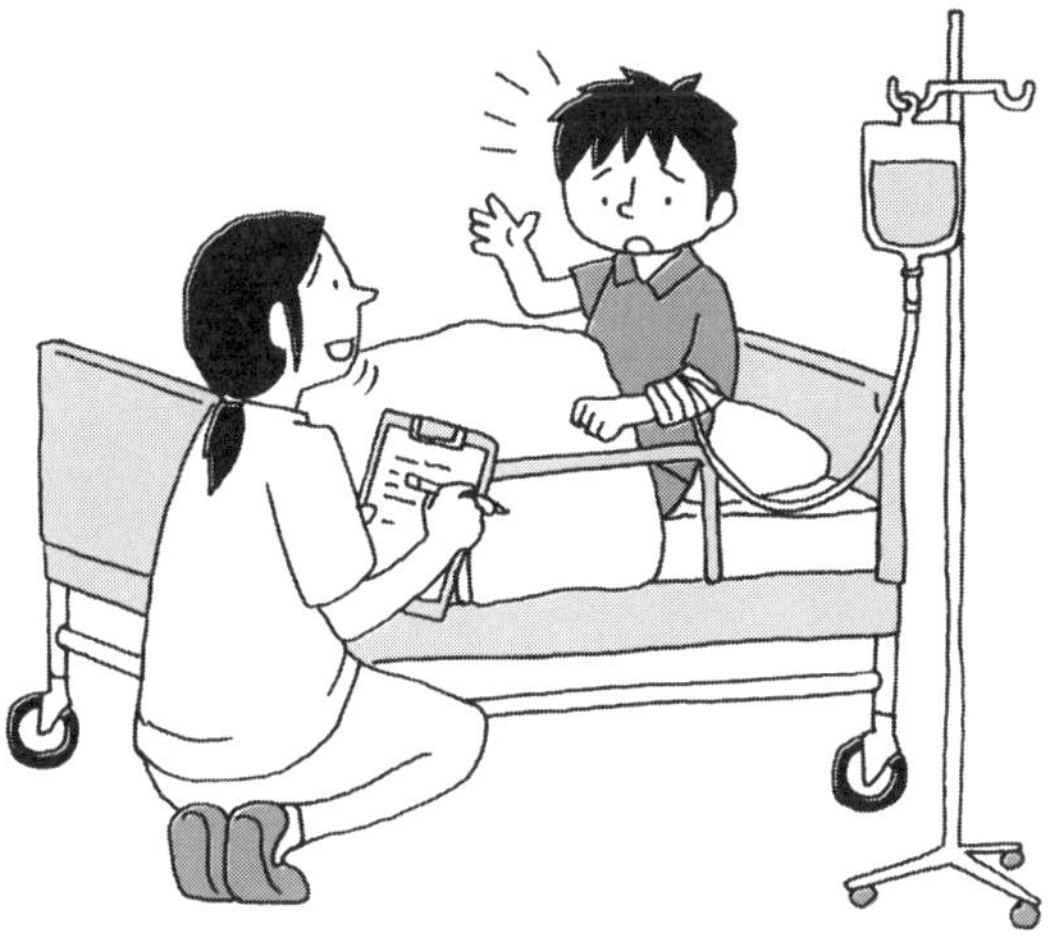

6　死に近づいている人

(1)　ターミナルケア

死へと近づいている人へのケアは、最もつらい体験です。しかし、死は誰にも訪れます。それは明日にでも次の瞬間にも訪れるかもしれません。しかし、多くの人は死を他人事として毎日を生活していま す。死はとても身近にあるのですが、それを否認して生活しているのです。ターミナルケアは、死にゆく人に向き合うと同時に、自分自身の中にある死と向き合う過程なのでしょう。だからこそ、ケアはつらく悲しい過程になります。

祖母の体力はずいぶん落ちてきました。肺気腫と心不全が悪化しているのは精神科医の私にも理解できました。私は、毎月祖母の元へ帰りました。帰るたびに衰弱していく祖母を見ると重苦しい気持ちになります。死は確実に近づいていました。会うたびに、祖母は「また会えるかなあ」と言います。それは、次に私が訪ねた時に「命があるかどうか」を確認する言葉でした。祖母は自分の命の限界を感じ取っていました。祖母にとって、見舞いに訪れるすべての人との出会いが一期一会になりました。私は、この時に「人生は無限ではなく限りがあり、出会いにはやがて終わりが訪れること」をはっきりと意識しました。必ず出会いには別れがある。そして最大の別れは死であることを知り、運命への無力感を感じました。

キューブラー・ロス（Kübler-Ross, E.）は、死期が近い患者二〇〇名以上の人たちとインタビューを行い、死に至る心理的過程を『死ぬ瞬間』（読売新聞社、一九七一年）で明らかにしています（しかし、死は個別的であり、このモデルのとおりの心理過程をたどらない人もいるし、あてはまらない人もいると彼女自身は述べている）。

死に至る心理的過程の第一段階は「否認」と「（感情の）隔離」です。否認は、予期しない衝撃的ニュースを聞かされる時の緩衝装置として働く防衛機制の一つです。死を知らされた人は、否認によって、恐怖や不安によって崩れようとする自己を支えることができるのです。死期が近いことを知らされても、最初は誰もが、自分が死ぬなんて信じられません。自分に言われたこと、降りかかったことはすべてが他人事です。否認は、死にゆく人を死の恐怖からも守る作用を有しているので、キューブラー・ロスは、否認しておきたいという患者の願望を尊重すべきだ、と述べています。時

●死に至る心理的過程の５段階

1．否認
2．怒り
3．取り引き
4．抑うつ
5．受容

に否認は、患者の行動に反映されます。医師の診断が信じられず、医師の診断ミスと言ったり、医療機関を転々としたりする場合です。

隔離は、死の事実は認知しても感情が伴わない場合です。死についての感情を自分から切り離します。末期がんを告知されても平然としている人は、告知によって引き起こされる陰性の感情を隔離しているのです。あたかも、悲しみや怒りなどの否定的感情を缶詰に閉じ込めているような印象があります。

第二段階は「怒り」です。否認や隔離といった防衛機制はいずれ崩れます。次に生じてくる感情は、怒り、憤り、羨望、恨みなどの否定的感情です。怒りの矛先は、何にでも向きます。「何であいつではなく、俺なのだ」「自分だけ死ぬのなんて許せない。地震でもきて皆一緒に死ねばいい」と健康な人に対する怒りや羨望を感じます。

怒りは、身近にいる医療スタッフ、時には神仏に向くことがあります。「あの医師の診断が遅れたから、こんなことになったんだ」「神はなぜ私を選んだのだ」といったふうに、怒りはあらゆる対象に向けられます。どれほど周囲が死にゆく人の気持ちを理解しようと努力しても、一方は「生きながらえる人」であり、一方は「死にゆく人」であるという事実は変わりません。

第三段階は、「取り引き」です。取り引きの段階は短いのですが、患者を守る力になります。私たちは、幼い頃から、良い行いをしたり、お利口さんでいれば報酬がもらえたりすることを学習しています。これと同じ心理が死にゆく人にも生じます。取り引きは神との間で行われます。少しでも延命できるのなら毎日教会に通い、延命を願ったり、「毎日、祈りますから延命させてください」と懇願したりします。

日本の場合には、神仏に頼り、毎日、神棚や仏壇に手を合わせて、延命を願ったりします。一生懸命良いことをすれば、自分の幸せが続くと思うのです。

第四段階は、「抑うつ（うつ状態）」です。死期が近いことを否認していられなくなり、実感として身体の衰弱を感じ始めると、怒りや取り引きに代わり抑うつが出現します。抑うつは絶望感や無力感を伴っています。抑うつには程度があります。生きる意欲をも低下させる病的なうつ状態の場合には精神科的治療が必要になります。

第五段階が、「受容」です。キューブラー・ロスは受容を「長い旅路の前における最後の休息の時」と表現しています。死にゆく人が、痛みや不快感などの身体的苦痛から少しでも解放され、十分な時間がもて、周囲から若干の助けが得られれば、自分の運命について「抑うつ」もなく「怒り」もない段階に達するといいます。怒りをはき出し、落胆を体験し、最後に訪れる休息の時が受容です。

この段階では、一日一日が大切になります。一緒に散歩して鳥のさえずりを聞いたり、手をにぎり一緒にいることを感じたり、静かな音楽を聴いたり、温かい表情で静かに会話したりするのが大切です。

最初に会った時、私はその患者さんと、どのように関わればよいかわかりませんでした。診断は肺がん。その五〇代の女性は内科医から紹介され、精神科外来にやって来ました。恐怖と落胆の混ざり合った表情、その人は、面接室で子どものように泣き始めました。「私の母親もがんで亡くなったんです」「こんな運命ってありますか」……その人の心は、激しい怒りと悲しみに支配され、泣き声は待合室まで響いていきました。

私は自分の中に「何をしてあげられるだろう」「どうしたら彼女の気持ちが安定するのだろう」という思いを抱いていました。彼女は、私の前で、人生の不条理や死の恐怖を語り、病室に戻っていきました。そんな外来が三か月続きました。

その人は、たぶん、この先家に帰ることはできなくなるでしょう。彼女は最後の外泊に出かけていき、そして帰ってきました。

その人の個室のドアを叩きました。ベッドに座り穏やかな顔で窓の外を見ていました。心地よい風が部屋に入ってきました。そこには、恐怖や不安がありません。明らかに何かが変化したのです。私ではなく、その人の心が変化したのです。その人は私を見ると「ああ、先生、また来てくれたのですね」と穏やかに話し始めました。その人は、知り合いから依頼された校正の仕事を仕上げてきました。「最後の仕事を終えてきました……」と述べました。「あの時は、大泣きをして先生を困らせちゃいました」。その人は照れくさそうに笑います。死を受け入れた時、自分の生を実感できたのでしょう。

(2) 死にゆく人に接する時

死にゆく人に対応するためにもつべき第一の要素は、知識と技能です。死にゆく人への対応は、愛情や同情だけでは不十分であり、知識と技能が求められます。介護者の知識や技術によって死にゆく人の快適さは影響を受けます。死にゆく人の心理や精神症状について知識がある人は、それがない人よりも、彼らの気持ちに近づけるでしょう。それは、静脈採血が上手なスタッフは下手なスタッフよりも、患者に安心感を与えるのと同じです。ケアの技術を知っている人やケアに慣れている人のほうが、安心感を提供できるのです。こうした意味において、死にゆく人は、不慣れな人が対応する在宅ケアよりもケア能力が優れた病院を選択することもあります。

第二の要素は共感です。何よりも増して重要なターミナルケアの資質は、共感する能力です。キューブラー・ロスも、「死にゆく人には誠心誠意接することが重要だ」と述べています。ターミナルケアに専心する人は、私情を交えずに死にゆく人の直面している悲劇に接し、彼らに感情的に同一化し、彼らに起こった出来事の流れを把握しなければいけません。

ターミナルケアでは、ケアする側にさまざまな気持ちがわき上がります。それは不快感や負担感など、自分では抑圧や否認していたい死へ抱く感情が刺激されるからです。一般の医療現場では、死にゆく患者に情緒的に深く関わることはしません。なぜなら、時間的・空間的制限もありますが、医療スタッフの多くは、死にゆく患者に向き合うことで生ずる否定的感情を恐れているからです。

第三の要素は、コミュニケーションです。死にゆく人は、不安や孤独と戦っています。彼らの不安や孤独に対して周囲の人も敏感になり、時に彼らに接する時に生ずる否定的感情からコミュニケーションを避けてしまうことがあります。

死にゆく人とのコミュニケーションのうえで重要なことは、下手な慰めや励ましの言葉をかけるのではなく、彼らの話を聞くことです。何を語るかよりも、「何を語ってもらえるか」が重要です。高齢者であれ、末期がん患者であれ、死にゆく人には、それまで生きてきた歴史や世界があります。それまでの人生やその人の人格を肯定し、尊重してもらえる体験は、死にゆく人の心を癒すでしょう。

第四はユーモアです。死には悲しみや悲嘆が伴い、ケアの場は無力感と罪悪感が支配します。誰もが不安であり混乱しています。そんな時、ユーモアやウィットが互いの不安や緊張を緩和してくれる場合があります。

死期が近づいたモリーは、面会に来た友人のアルに自分の火葬について相談しました。深刻で悲しいテーマです。ところがモリーは、次のように言いました。

「それでねえ、アル、焼きすぎないように気をつけてくれよ」

モリーは自分の遺体について、冗談を言えるようになっていました。彼の言葉は周りを仰天させましたが、モリーはユーモアで、周りに漂い始めている悲しみの雰囲気を緩和したのです（ミッチ・アルボム（別宮貞徳訳）『モリー先生との火曜日』日本放送出版協会、一九九八年）。

末期がんになった四〇歳の女性は、私の手を握りしめて「天界点が怖い」と言ってしばらく泣いていた。私は黙ってそばに座っているだけだった。そして、しばらく泣いた後には彼女は言った。「先生、私のことを覚えていてくれる？」。私は「忘れない」と言った。

そしてその一週間後、彼女は逝った。私は、何かを書かなければいけないと思った。そして一冊の小説『Afterglow―最後の輝き―』（文芸社、二〇一二年）を書いた。

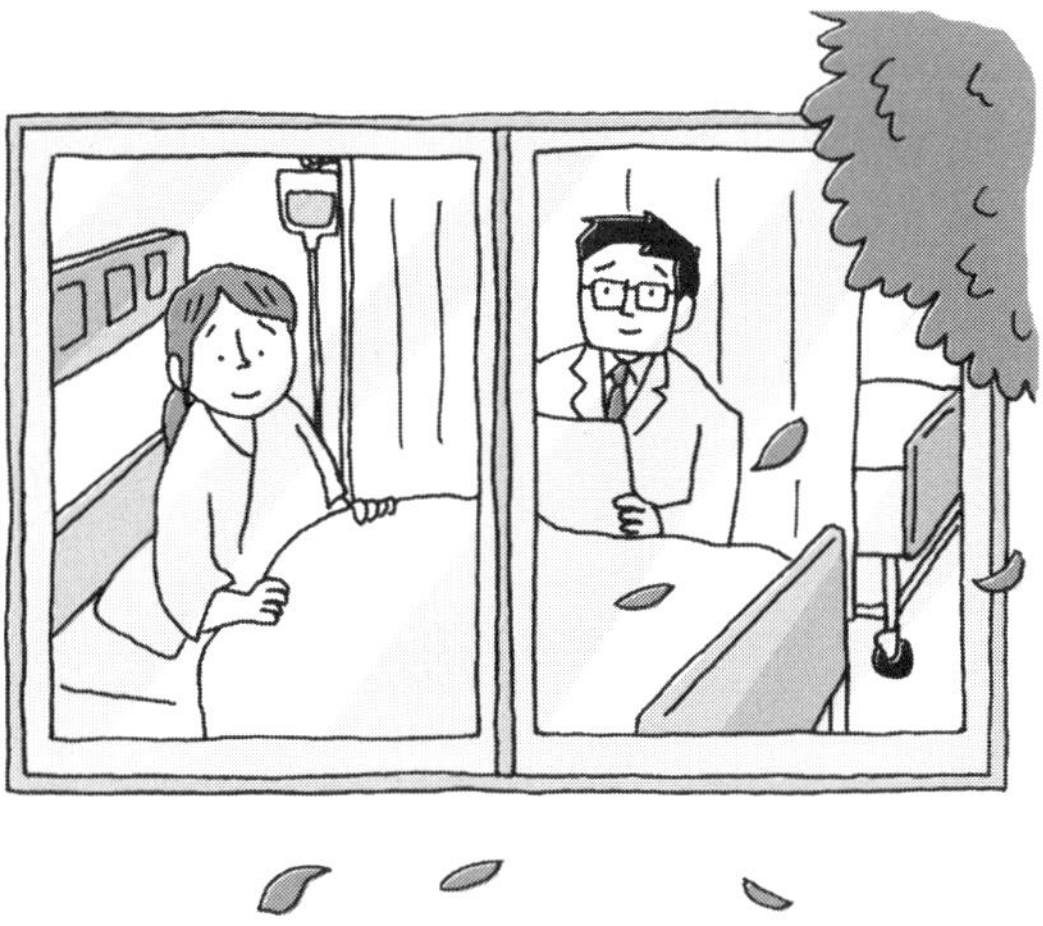

7 ケアを拒む人

誰にも頼らず、一人でひっそりと生活している高齢者がいます。彼らの中には、そうした状況を強いられたのではなく、そうした状況を自ら選択する者もいます。それは、なぜなのでしょう。周囲の人は「本人の希望だから」と、彼らの生活を心配しながら手を貸さずにながめています。

医療スタッフの意見を全く無視して、自己流の訓練に固執する患者や障害者がいます。彼らは「我が道を行く」といった態度で生活しています。しかし結局、障害が進行したり、病気が悪化したりして周囲を困らせます。

七〇歳、女性Rさんは一人暮らし。もともと人間関係が得意ではありません。誰かと話すよりは一人で本を読み、テレビを見たりするのが好きな老人です。唯一の家族は甥ですが、それでも年に一回会うかどうかです。

Rさんの人生は、がんが見つかるまでは順調だったのでしょう。私が勤務している病院に入院してきたRさんは、看護スタッフを困らせました。食事をとらない、薬を飲まない、身体を拭こうとしても拒否する。Rさんは問題患者として病棟内で有名になりました。R

さんと話した私は、彼女の会話の節々から、彼女には被害的な心の世界があることを理解しました。甥から話を聞いたところ、両親と一緒に六〇歳まで生活していたが、他界した後は一人暮らし。おそらく、偏った人格のRさんを、両親は一生懸命保護して生活してきたのでしょう。気ままな一人暮らしの時は、Rさんの人間関係の問題ははっきりしませんでした。こうして、病棟という集団生活や人間関係の場はRさんには、とてもつらい世界だったのです。しかし、三か月目に入った頃からRさんは、一人の看護師とは会話をするようになりました。そして、誰も聞けなかったRさんの世界をRさんから聞くことができました。好きな本、好きな作家、好きなテレビ……Rさんと関係がもてた看護師は、彼女の人生最後の友人になりました。

なぜ、彼らはケアを拒むのでしょうか。その対策はどのようにすべきでしょうか。

その理由の一つには、彼らの性格が関係している場合があります。根本的に人と接するのが苦手という人はいます。多くの人は、対人関係の中でエネルギーを獲得します。つまり、お茶飲み話をしたり、お酒を呑んだり、カラオケに行ったりすることで、励まされたり癒されたりして活力をもらいます。しかし、「スキゾイド（分裂気質）」と呼ばれる人たちは、ごく簡単にいうと、他人との情緒的な関わりに乏しく、対人関係が苦手で一人でいることを好みます。彼らにとって対人関係は、とても緊張し、エネルギーを使う場所です。彼らは一人で音楽を聴いたり本を読んだりすることを好みます。

こうした人たちに対しては、彼らの性格を理解したうえでケアを行うべきです。スキゾイドの人は、医療スタッフや介護者との情緒的交流は好みません。彼らは、淡々とケアしてくれるほうが、気持ちが楽なのです。相手が笑ったりせず情緒的交流が乏しいと、ケアする人の中には、なんとか心を開いてもらおうと無理する人もいます。しかし、こうした過剰な関わりは、スキゾイドの人にとっては、つらい体験になるのです。

また、依存に「否定的イメージ」をもつ人もケアを拒むでしょう。幼い頃から独立独歩とか自立的な生き方を両親から教えられて生きてきた人は、「依存」ということに抵抗感をもつでしょう。依存することは、彼らにとって「敗北」や「恥」と同じです。依存して生きるくらいなら死んだほうがましだと思い込んでいる人もいます。

こうした人に対しては、プライドと自尊心を尊重する工夫が必要です。一人でできることは一人でしてもらうべきでしょうし、ケアについて考えがある人なら、その人なりのケアの考えを聞いて、彼らの意見を尊重したケアの計画を立てることが重要です。

身体が触れ合うことを極端に嫌う人もいます。強迫的で潔癖症の人は他人から触れられると汚染されるように思ったりするのでしょう。身体が触れることに性的意味づけをしがちな人は、異性からのケアを拒むこともあるでしょう。

こうした人に対する医療・看護・介護は大変になるでしょう。できることは、彼らの医療・看護・介護に付加している意味づけを明確にすることです。「なんだか他人に触れられると、汚いような気持ちがするんですよね」とか「女の人に触れられると照れくさいかしら」と言ったりするのも一法です。体験が互いの関係の中で、言葉によってシェアされると、共感が生まれて介護を受け入れやすくするかもしれません。

第二の理由は、医療・看護・介護への不安が極端に強い場合です。ケアを受けるということは、自分の一部分を相手に預けることであり、基本的信頼関係が必要となります。十分な基本的信頼感がないと、自分を他人に預けることはできません。基本的信頼感が薄いと、ケアを受けるという行為は、自分の自由を奪われたり、他人から蔑まされる経験になったりします。ケアに伴う不安を避けるために、ケアの場を本能的に避けてしまうのです。極端にケアを受けることに不安が強い場合は、提供する医療行為や看護行為、介護の意味をきちんと伝えることです。そして、それが「自分のためには必要なこと」と理解してもらうことです。しかし、認知症や統合失調症などの場合には簡単にいかないことが多いです。しかし、そういう不安や恐怖が被害妄想に基づくものであれば薬で対応できることもあります。

第三の理由は、医療・看護・介護についての誤った情報に根ざしていることです。ケアについての情報とは、自分が接してきたケアの経験と他人から聞くうわさ話によって形成されます。つまり、身内の人が他人からケアを受けてひどい目にあったという経験や、知り合いの人がヘルパーとの関係が悪くて苦労したという情報が、ケアについての否定的イメージを形成してしまい、ケアを拒む理由になっていきます。

医療・看護・介護への不安は、正しい情報と良い体験によって解消されるでしょう。ケアについて詳細にわかりやすく説明することと「とにかく一回だけでもヘルパーさんに来てもらいましょう」というような働きかけが大切です。

　第四の理由は、依存することに強い葛藤がある場合です。幼い頃に両親から虐待や放置された経験がある人は、ケアする人の前で安心して退行できません。早くから自立を強いられた人は、人から世話になることを「同情された」と体験するかもしれません。なかなか、他人の好意に対して素直になれないのです。時に、歪んだ心理を発展させたりすることもあります。「私の面倒をみてくれるのは、お金が欲しいからではないか」と疑心暗鬼が生じたりします。

　このような人の場合には、信頼関係を築くまでに時間がかかることがあります。彼らの生活の歴史を理解して、じっくりと歩調を合わせるしかありません。

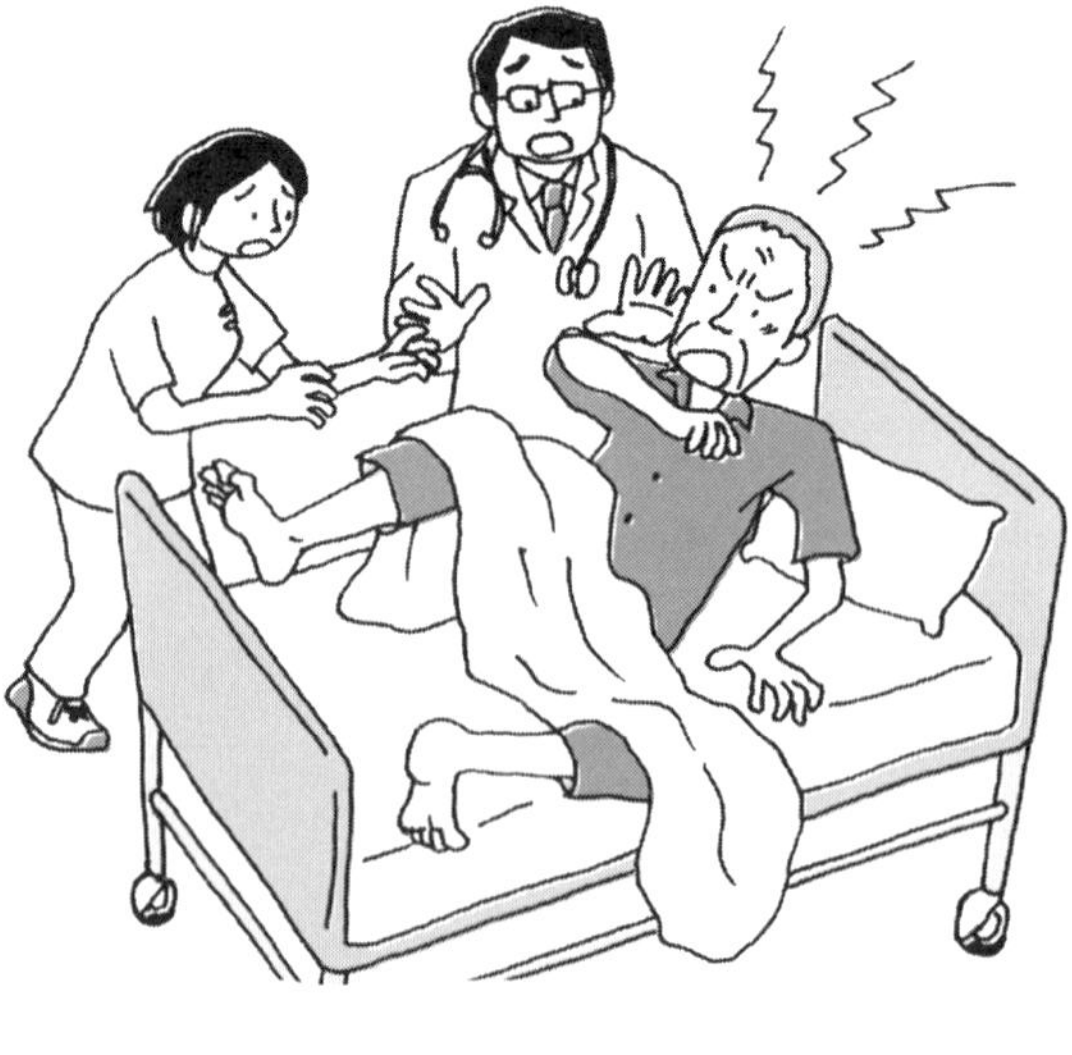

8　過剰に依存する人

(1)　退行と回復

　医療スタッフや介護者は、ケアを受ける人が、普段の状態からは予想できないほど「わがまま」になったり、甘えたりするのに出会うことがあります。前述したように、ケアを受ける人は、病気や障害に伴う、不安、怒り、落胆、絶望といった否定的感情に支配されています。こうした状況下で、ケアを受ける人の心はしだいに退行を引き起こします。先に述べましたが、退行が生ずると、ケアする人にさまざまな転移を向けるようになります。転移が形成されると、ケアを受ける人はケアする人に対して、肯定的感情と否定的感情、またその複合された感情を抱くようになります。

　肯定的感情は、幼い頃に母親に抱いていた依存心に似ていたり、父親に向けた尊敬心に似ていたり、娘に向けた感情に似ていたり、時には恋愛感情であったりするのです。

　否定的感情として、ケアを提供する相手に対して「心の奥でばかにしているに違いない」と被害的感情を抱いたり、「こんなことまでさせて申し訳ない。こんなことをさせるなら自分はいないほうがよい」と自責的感情を抱いたりします。こうした陰性の感情にも、幼い頃に出会った人物との無意識的な関係が影響しています。

　ケアを受ける人は依存と自立をめぐる葛藤に常に向かい合っています。ケアを受ける人の心は、ケアを受ける自己イメージ、つまり「周囲から世話してもらう私」と、自立した自己イメージ、つまり「一人で生きていく私、自立した私」との間を揺れ動きます。病気や障害をもった人は、必ず退行を引き起こしますが、それは病状や障害の安定化とともに回復します。つまり、大人の心でケアを受けられるようになるのです。ケアを受ける人にとっての大人の心とは、素直に感謝できたり、できることは自分で行うように努力したり、温かい人間関係を享受することができるような心です。通常は、最初は退行していても、ケアする人との関係が安定すると、本来の自立的な（大人としての）心に回復するものです。過剰に依存する人の一番の原因は、退行から回復できないことにあるのだと思います。

　医療スタッフや介護者の情緒交流の中で、ケアを受け

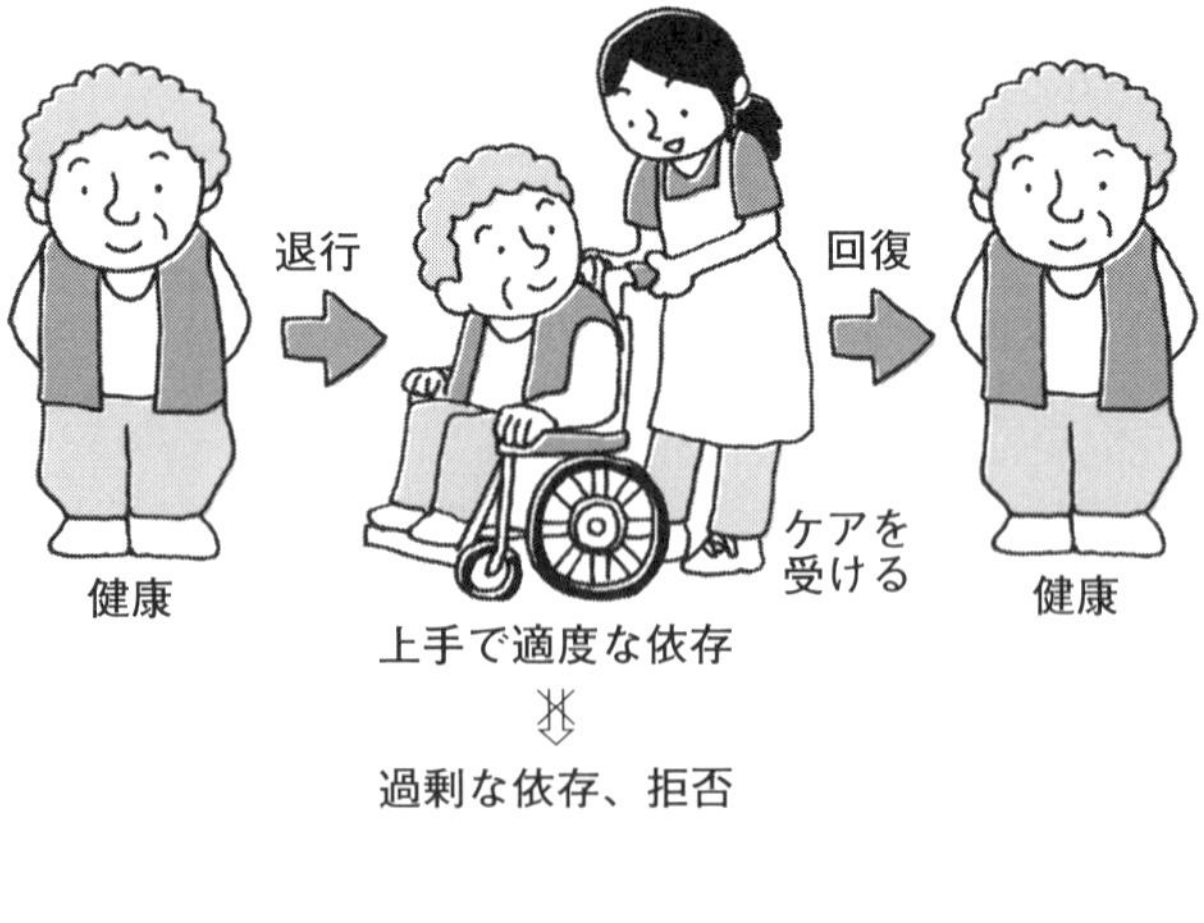

る人は、傷ついた心を癒し、励まされ、時には家族にも言えない悩みを語り、心を支えるためのエネルギーを獲得して、退行から回復します。そして、病気が治り退院する頃には、身体的にも精神的にも自立して元の生活に戻っていきます。

ケアする人との間で心の癒しがなければ、ケアは無味乾燥で味気ないものと体験されるでしょう。将来に対する不安は高まり、生きる意欲をなくすといったことも生じてくる可能性があります。ケアを受ける人が、最初は身体的に依存していても、退行からは回復して、心理的に自立していくためには、すでに「適度の依存心」が、ケアを提供する人たちとの交流において満たされていることが大切です。甘えた体験がなければ、依存したい気持ちは満たされず、心は退行から回復できないでしょう。

ケアを受ける人の依存のあり方は、性格、育ち、人間関係などの影響を受けます。両親との関係のあり方によって、依存の形態はかなりの影響を受けます。過保護な環境で育った人は、ケアする人に依存的になるし、両親からの愛情が希薄だった人は、依存することを恐れるようになります。何度も依存して裏切られたり、傷ついたりしているからです。自分でできることでも依存してくる障害者がいます。一人でいられなくて、いつも電話をかけてくる高齢者がいます。彼らは、ケアする人に全面的に甘えてきたりします。

(2) 過剰な依存の人の背景

過剰な依存心の第一の理由は、もともとの性格が依存的な場合です。ずっと両親に頼って生活してきた人は、自分で自発的に活動したり、何かを決定したりできません。本来は本人がやるべきことを、周囲が請け負ってしまったからなのでしょう。周囲が自分の世話をしてくれるのが当然と思い込んでいます。全面的に依存できた母親との関係を常に周囲に求めてしまいます。

第二の理由は、退行からの回復が遅れている場合です。誰でも病気になったり、障害を抱えたりすると退行します。そして、一時的には全面的に依存する状態になります。しかし、通常は自立心が機能するため退行から回復します。しかし退行した状態が心地よいと、なかなかその状態から回復できなくなります。いわゆる「疾病利得」の状態になってしまうわけです。

第三の理由は、依存心に潜んだ攻撃的感情の影響です。医療スタッフや介護者に対して心の中に憎しみや敵意が存在すると、過剰に依存することで相手をコントロールしようとします。過剰に依存することで医療スタッフや介護者を心の奥で困らせたいと思っているのです。

第四の理由は、自己愛の影響です。自己愛の強い人は、ケアする人を自分の延長のように思っています。まるで相手を自分の手足のように思っているのです。「あれやってほしい。これやってほしい」とケアする人の立場も考えないで過剰に依存されると、召使いにされたような不快感がわき上がります。

早期胃がんと診断されたSさん（四八歳）は、三〇代で会社を立ち上げて成功した実業家です。仕事を休職し入院しました。Sさんの妻は病棟に毎日出向いて夫を看病しました。妻はとてもおとなしく依存的に見えました。夫に献身的に働き、テレビのチャンネルを変えてあげたり、新聞を買いに行ったり、食事を口に運んだりしました。Sさんはしだいに、看護師に対しても「あれをしてほしい」「これをしてほしい」と要求するようになりました。そろそろ退院に向けて準備を進めていく過程で、Sさんの依存的な態度が問題になりました。看護師からは「Sさんは世話を受けて当然と思っている」「なんだか命令されているような気がする」「口ばかりで、自分で何もやろうとしない」と、どちらかというとSさんへの否定的感情が語られました。

Sさんは自己愛的な人のようでした。「自分は金を払って入院しているのだから世話をしてもらって当然」とSさんの心の中で看護師は自分の延長だったのです。

過剰な依存の第五の理由は、ケアを受ける側の気持ちが介護者に届かない場合です。本当の意味で心と心がつながっていないと、ケアを受ける人は、逆にあれこれと要求を強めます。

関節リウマチで入院中のTさん（七五歳）は、担当する看護師によって痛みの訴えが違っていました。看護師Aには「背中が痛い」「足が痛い」と、部屋を訪れると痛みを訴えました。ところが、もう一人の看護師Bには、痛みを訴えません。看護カンファレンスで明確になったのは、看護師Bは、患者のアルバムを見たことをきっかけにして、幼い頃の思い出話に花が咲き、毎日毎日、昔のことを楽しそうに話していたのです。傾聴する態度の看護師Bの前では、Tさんの痛みが実際に消失していました。看護師Aは、患者の痛みの訴えに困ってしまい、無意識的に患者を避けるようになっていたことも明確になりました。Tさんは、看護師Aにも振り向いてもらいたくて無意識のうちに痛みを増強させ、依存を強めていたのです。

(3) 過剰な依存への関わり

過剰な依存にどのようにつきあったらよいのでしょうか。

まずは、「依存」という現象を理解することが第一のポイントです。依存とは、ただ単に甘えたり、子どものように振る舞ったり、あれこれ頼んでくるといった現象だけではありません。ケアする人に怒りを投げかけたり、泣いてみたりすることも依存です。依存がどのような形でケアする人に向かうのかを理解するのがポイントです。高齢者が文句を言いながらあれこれ指図するのは、それ自体が彼の依存のパターンです。表面的にはしっかりしているように見えても、心の中は孤独感や不安であふれ、ケアする人との人間関係が深まると堰を切ったように依存心があふれてくる障害者や高齢者もいます。

ケアを受ける人の身の上話には、依存をめぐる葛藤が含まれています。身の上話に耳を傾けることが、第二のポイントです。「なぜ、あの人は、ああいう形で私に依存してくるのだろう」「なぜ、あの人は、一人でなんでもやろうとするのだろう」「なぜ、あの人は攻撃的なのだろう」……こうした疑問を解決するには、ケアを受ける人の生活史（身の上話）を聞いてみることが有効な場合があります。母親や父親との間で繰り広げられてきた「依存と自立をめぐる体験」が、ケアの場面に再現されていることもあるからです。患者は母親にうまく依存できなかったために、ケアの場面で依存心を向けられないのかもしれません。それは転移として表出します。

第三のポイントは、自立に向けた環境を整えることです。過剰に依存的になっている人には、ケアの量を減らし、一人で行えるようになったことを評価して褒めてあげましょう。一緒に、自分一人でできることを検討して、できる限り自分一人で対応していくように配慮していくことです。自分でできることがたくさんあるのに何もしない人には、今の状態がいかに「退行した子ども返りの状態」になっているかを言葉で伝えるのがよいでしょう。ケアを受ける人の大人の部分（分別のある面、自立的な面）を支持し、自立を促すように配慮します。うまく自立していくことができるかを判断するには、ケアを受ける人の依存をめぐる歴史が関係します。その人が親からいかに自立してきたかを理解できれば、自立への援助になるでしょう。

●過剰な依存への対応

1．依存という現象を理解する
2．身の上話を聞いてみる
3．自立に向けた環境を整備する

9　身体へのこだわりの強い人

(1) 心気症状の理解

身体の状態や健康について気をつかい、身体へのこだわりが強い人が増えていると思います。テレビや雑誌には健康食品や健康器具があふれ、誰もが自分の身体に関心を向けています。健康になるための情報は、現代人に健康への渇望をかき立てています。誰もが、自分の身体を気づかい、誰もが自分の身体の主治医になったかのように、自家製の診断や自家製の病気をつくりだします。身体へのこだわりは健康管理には重要な要素ですが、それが行きすぎると、不安や不眠などの精神症状が出現してきますし、どこも悪いところがないのにどこか身体の具合が悪いのではないかと思い込んだり、軽い症状なのに重篤な病気になったと思い込んだりする心気症状という症状が出現してきます。心気症状が長く続くと、疾病不安障害（心気症）という不安障害の一つとして診断される場合があります。米国精神医学会作成の精神疾患の診断統計マニュアルである『DSM-5』によれば、疾病不安障害とは、深刻な病気になったに違いないとか、もっているに違いないといった疑惑にとわれた状態であり、身体の症状があったとしても、通常より深刻に過大に自分の状態を考えてしまう状態と定義されています。健康に関した不安が強く、日常生活にも影響を及ぼします。こうした状態が六か月間以上持続していることが診断の条件になっています。診断と治療を求めて何度も医療機関を受診するタイプと、逆に医療的ケアを避けるタイプに分類されます。

正確に疾病不安障害（心気症）と診断されなくとも、心気症状をもつ人はいます。疾病不安障害の発生のメカニズムはあまりわかっていませんが、幼い時の病気、家族の病気などの体験や、喪失体験やストレスなどが原因とされています。実際、喪失体験は心気症状を出現させます。

精神科医は、患者さんとの間で情緒的交流が生じます。患者さんは悲しみや怒りなどの否定的感情を精神科医の心に投げ入れます。そのため、精神科医には先輩医師からの相談、助言、支持（これをスーパービジョンと呼ぶ）が必要になります。ですから、精神科医の師弟関係には、深い情緒的つながりが生ずることがあります。

私の尊敬していた先輩医師が退官した春のこと。四月の中旬くらいから、私は、激しい頭痛と吐き気に襲われました。この時、私は「自分は脳腫瘍か何かではないか……」と本気で思い込んだのです。

私は、暗い気持ちで将来を悲観しました。放射線科の後輩に頼んで頭部ＭＲＩを撮影してもらいました。しかし、何も異常は発見されませんでした。頭痛も吐き気も二週間後にはすっかり改善していました。私は、先輩医師を失った喪失感で心気症状に陥ったのです。

喪失やストレスに起因する抑うつ気分が心気症状に関連しているともいわれます。実際、精神医学領域では「心気・抑うつ状態」といって同時に症状が出現してくる場合もあり、うつと心気症はとても近い関係です。私の心気症状は、先輩を失った体験により生じた抑うつ気分が自覚されずに心気症状として出現したのです。

身体の症状は人間関係をコントロールします。普段は自分にかまわない両親も、自分が病気になると夫婦仲が改善し、自分のために一生懸命になってくれることを体験した子どもは、身体の症状を人間関係の改善やコントロールにつかうかもしれません。また、誰かの愛情を引き寄せるために身体の症状をつかうかもしれません。

心気症状は自己愛とも関係します。「抑うつや不安を意識では認めたくない」、つまり「自分は精神的に弱い」と認めたくない自己愛の強い人は、身体症状を訴えるかもしれません。なぜなら、身体の病気であれば、うまくいかないのは「身体が原因」と問題を外在化できるし、自己愛の傷つきから自分を守ることができるからです。

(2) 医療スタッフへの否定的感情

内科や外科の患者さんの中には、身体的異常がないにもかかわらず、「ここが痛い」「自分は悪い病気かもしれない」と執拗に訴えてくる人がいます。彼らに対応する医師や医療スタッフには、さまざまな感情がわき上がります。それは、「忙しいのに、時間がかかる患者だ」「どうして、自分の言っていることが聞けないのでしょう」「何度も説明しているのに、どうしてわからないのだろう」という患者に対する陰性感情に基づく思いや、その一方で、「もしかしたら……患者の言うように、悪性腫瘍が発見できていないのかもしれない」「もしかしたら……自分の診断ミスであるかもしれない」「きちんと医師に報告しなくてよかったかしら」といった不安などです。

このように心気症状をもっている人は、身体症状で医師や医療スタッフの心をコントロールするのです。その背景には、彼らの抱えている強い不安や恐怖が存在しています。

Ｕさん（六一歳、男性）は「一か月前から体調が悪い……もしかしたら自分はがんかもしれない。父親も母親もがんで亡くなった……」と思い、内科を受診しました。検査をしても異常はありません。しかし、Ｕさんは「本当に大丈夫なんでしょうか」と何度も何度も主治医に訴えてきます。「検査の結果、異常は見つかりませんでした。大丈夫ですよ」と主治医から説明を受けたＵさんでしたが、体調の悪さは変わりません。「なんだか、自分には悪い病気が潜んでいて、先生はそれを発見できていないのではないか」と主治医に言って、東京の大学病院をもう一度受診しました。彼には、地元の民間病院の医師が信じられなくなっていました。

心気症状の人は、医師の腕前や診断能力を疑ったりします。そのため医師のプライドは傷つき、自信をなくさせられたり、患者さんを避けたりするかもしれません。

一昔前なら、医師の言うことは誰からも信頼され、医師に一言「大丈夫ですよ」と言われれば、患者さんは「よかった。これで一安心」と納得して日常生活に戻っていけました。しかし、現代では医学情報があふれており、患者さんは何を信じてよいのかわかりません。今日、医療過誤などの報道も医師への信頼や依存に影響しています。身体へのこだわりが強い人には、医師に対して、信頼や尊敬よりも不信や疑惑といった否定的感情が生じやすくなっているともいえます。

(3) 身体へのこだわりの強い人との関わり

身体へのこだわりの強い患者さんは、たくさんの医学的知識をもっていて、何か所もの医療機関で診断を受けたりしています。彼らは、医師の力量を試すかのように検査を要求したり、自分の症状について自家製の病気をつくったりして説明しようとさえするのです。こうした患者さんたちを前にすると、医師には、「言ってきかせよう」「説得しよう」という気持ちがわき上がります。患者さんには「どうしても自分の病気を発見してほしい」という気持ちがわき上がります。ここで、症状をめぐる主導権の競争が始まります。患者さんが医師の説明にどうしても納得しないのなら、「他の病院で話を聞いてもらうのも方法ですね」と、セカンドオピニオンの必要性を提示して、無益な議論を終わらせる必要もあるでしょう。

心気症状の患者さんは、すでにいろいろな場所で検査を受けたり、いろいろな医師にかかっていたりします。そのつど、「大丈夫です」と言われますが、それが信じられません。患者さんから不安を向けられた医師は「大丈夫ですよ」と安易に言いたくなりますが、患者さんも敏感で、「大丈夫ですよ」という言葉の背景に「早く帰ってほしい」という気持ちを読み取ったりすると、患者さんは途端に不安を強めてしまい、検査の要求をエスカレートさせます。

患者さんの訴えは「身体の症状」ばかりですが、その背景には不安が存在しています。「ここが痛い。あそこが痛い……」と患者さんは毎回訴えるので、会話はどうしても身体の症状が中心になっていきます。患者さんは身体の症状を通して、不安や恐怖を訴えているのです。周囲の人は、「病気なんかない」と説得したり、「大丈夫。大丈夫」と励ましたりするよりも、「とても不安なのですね」「お父さんのようにがんで死ぬのが怖いのですね」と不安や恐怖を言語化して返してあげるとよいのではないでしょうか。

身体へのこだわりの強い人は、症状を完全に除去しようと思っていたりします。完璧な身体に戻りたいという患者さんの願望と医師の治そうとする使命感が結びつくと、患者さんの症状のみに医師の焦点が向いてしまうので、治療関係はコントロールされていきます。医師は、患者さんの身体症状の原因が重篤でないとわかっているはずですし、症状を完全に取り除くのではなく、それに上手につきあえる心構えをつくるように配慮することが必要です。「少しぐらい症状があっても、動いたほうがよいですよ」とか、「症状に負けないようになるとよいですね」と言ってみるのもよいかもしれません。

心気症状の人の心は、症状や病気のことで頭がいっぱいですから、医師や看護師の話の焦点も症状や病気に向きやすいのです。しかし、心気症状の背景には、ストレス、喪失体験、家族内の葛藤などが関係していることが多く、本来の原因は身体そのものにはない場合があります。医師・看護師・介護者は、関心を病気ではなく患者の生活に向けるとよいと思います。そうすれば、しだいに症状の原因となったストレス、対象喪失、幼い頃の病の体験などが、会話の中に浮かび上がり、心理的なケアの関係が生まれてくるでしょう。

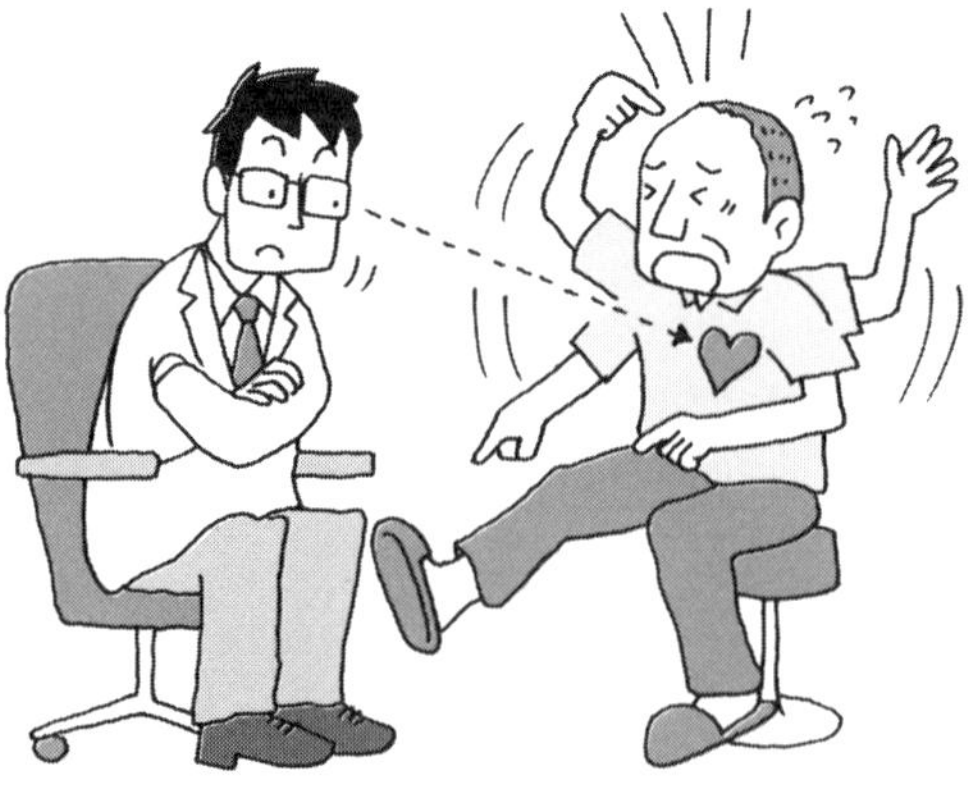

第4章

心のサインと対応方法

1 精神症状の把握

(1) 精神症状を把握するポイント

ケアを受ける人の心理的葛藤が高まり、否定的感情が出現し、それへの対処が困難になっていくと、心は疲労していきます。その結果、出現してくる心のサインが、精神症状です。誰もが疲れた時に体調を崩して、熱を出したり下痢をしたりするように、心も信号を出すのです。精神症状は心理的ストレスがかかった時に発信される「心の危険信号」です。

今でも、精神症状がある人は精神病だという誤った認識をもっている人がいて精神科受診をためらう人も少なくありません。しかし、精神症状は、発熱や下痢のような身体症状と同様に、誰にも出現する症状であると理解しておきましょう。

ケアを受ける人は緊張や不安が持続する場合があります。それは将来に対する不安であったり、不自由な身体で日常生活を送る時の緊張や不安であったりします。強い不安がずっと続く時には、不安障害に陥っている場合があります。心配ごとがあると寝つきが悪くなります。高齢になると朝早く目が覚める人も多くなります。睡眠障害は私たちにとってもっとも身近な精神症状です。落胆が続くと、気分が晴れなくなり、悲しみや空しさが心の中を支配するようになります。こうした状態はうつ状態に移行する場合があります。

精神症状を診断するにはどうしたらよいでしょうか。発熱や出血などのはっきりと他人にわかる身体症状と違い、精神症状を把握するためには理論とコツが必要になります。内科医が打診や聴診で内臓の状態を診察したり、外科医が傷の具合を見て状態を判断したりするように、精神科医は患者の言動や態度や行動を見て精神症状を理解するようにトレーニングを受けています。患者さんとの出会い自体が、精神症状を発見するトレーニングだといえます。

ケアを受ける人の精神症状を理解するためには、心に触れるための「心構え」が大切です。忙しくて、身体的ケアに集中していると、患者の気持ちに触れられないことがあります。ケアを受ける人とゆっくり話す時間がないと、彼らがどんな気持ちでいるのか、どんな精神状態にあるのかが伝わってきません。

精神症状を発見するための第一のポイントは、ケアを受ける人の「心に関心をもつ」ことです。ケアを受ける人への関心が高まれば、観察・傾聴する心構えが生まれ、多くの情報を態度や会話から得ることができるようになります。つまり、相手の心を感じ取るセンサーが機能し始めるのです。人は誰でも、自分に関心がない人には心を開きません。関心をもつことから始めます。

精神症状を把握するための第二のポイントは、相手をよく「見る」ことです。

●精神症状を把握するためのポイント

1．ケアを受ける人の心に関心をもつ
2．ケアを受ける人をよく見る
3．不思議に思ったことを心に留める
4．ケアを受ける人の人生を考える

精神科医は患者の外観（服装、髪型、アクセサリー、化粧）や医師に向けた態度、そして「まなざし」などから患者の心を想定します。外来に、派手な服装や化粧をしてアクセサリーを付けてやってきて、多弁に大きな声で話し始めたら、「躁状態」を疑います。逆に、服装はだらしなく、首をうなだれ、暗い表情で活気がなく、まなざしに悲哀が漂っている場合には、「うつ状態」を疑います。「不安」がある時には、手が震えていたり、手であちこち身体を触ったり、汗をかいたりしています。「被害妄想」がある時には、敵意を向けたまなざしでこちらをにらんだりします。精神科医は、患者さんの様子をよく見て、心の状態を想定して面接をしていきます。

第三のポイントは、相手の言動、表情、行動に対して「不思議に思ってみる」ことです。たとえば、「なぜ、あのような悲しい表情をしているのだろう」「なぜ、家族は見舞いに来ないのだろう」「なぜ、一人で生きてきたのだろう」、このように、あれこれと不思議（？）をもつことで、ケアを受ける人の心理状態を把握する態度がついていきます。

ケアを受ける人の中には、誰の目にも理解困難な行動をとることがあります。夜中になると外に出ていこうとする人、物が盗られていないのに「盗まれた」と言う人、必要な点滴をすぐに抜いてしまう人、こうした人の行動は理解困難でしょう。こうした状態の時には何らかの精神症状が背景にあると考えます。理解困難な行動が生じた時は、もっと詳細に言動や行動の状態を把握する必要があります。たとえば、点滴を自分で抜いてしまう行動については、意識が低下して周囲の状況がわからないのか、「点滴に毒が入っている」という妄想が関係しているのか、あるいは、意識的に医療を拒否しているのか、さまざまな可能性を考えて面接します。問題行動は一日のうちでいつが多いのか、環境（場所、一緒にいる人、気温など）の影響を受けていないかを考えます。

第四のポイントは、対象者の人生を考えてみることです。ケアを受ける人は高齢者であることが多く、すでにさまざまな人生を体験してきています。どんなに認知症が進んでしまった人にも、家族があって、仕事をもっていて、幼少時期の思い出があるのです。彼らの人生、家族、生きてきた世界に関心を示し、共感と敬意を示すことです。傾聴する時には、偏見や先入観を排除し、相手の言ったことをそのまま理解するように努めます。

精神科医以外の医師・医療スタッフ・介護者には、ケアを受ける人の精神症状を発見するためのトレーニングが必要ではないでしょうか。身体医学的な知識はずいぶんと普及していますが、ケアを受ける人の精神状態を把握するためのトレーニングは、まだまだ十分に行われていません。

(2) 精神症状を把握する手順

精神科医は、面接時間の三〇分から六〇分くらいの幅で、新しくやってきた患者さんの精神症状をチェックするように教育を受けています。私が、患者さんに会った時の診断手順は、①観察して会話をする→②意識状態をチェックする→③支配感情を知る→④思考障害の有無をチェックする→⑤その他の精神症状をチェックする、というように意図することなく行っています。

医師は最初に、意識状態をチェックしなければいけません。ボーッとしている、こちらの質問に対する返答がちぐはぐ、周囲の状況がわかっていないなど、意識障害を思わせる状態であれば、何らかの脳の障害も考えなければいけません。また、まれに大量に薬を飲んでいる場合なども意識障害が存在します。

意識が清明であると判断されたら、細かい精神症状をチェックしていきます。最初に注目するのが、患者さんを支配している感情です。目の前にいる患者さんは、どのような感情に支配されているのか想定します。そして「不安ですか」「何か焦っていますか」「気分が重く、沈んでいませんか」というように支配感情の明確化を促しながら、患者さんの心を占めている感情を把握していきます。この時には、感情の安定度（怒りっぽさ、涙もろさ、変化のしやすさ）にも注意します。

次に思考の状態を判断します。思考にまとまりがあるか、思考のつながりはよいか、話が飛ばないか、被害的でないか、自己評価が著しく低下していないかといった点を面接の中で理解していきます。不安、抑うつ気分は思考に影響します。不安が強いと思考にまとまりがなくなります。抑うつが強いと思考のスピードが遅くなり、思考内容は悲観的になります。躁状態では思考のスピードが加速して、時には何を言っているかわからなくなります。認知症の場合には「思考迂遠」といって、同じことを長々と繰り返したりします。統合失調症では妄想が出現します。

それ以外の精神症状については、知覚障害（幻覚の有無）、意欲（うつでは意欲が低下）、睡眠の状態などを詳細に聞いていきます。

ケアする人は、ケアを受ける人がどのような感情に支配されていて、どのような思考パターンや思考内容なのかを把握できると、精神疾患の早期発見に役立つと思います。

次にケアを受ける人に生じやすい、代表的な精神疾患を例にあげて、精神症状について説明していきましょう。

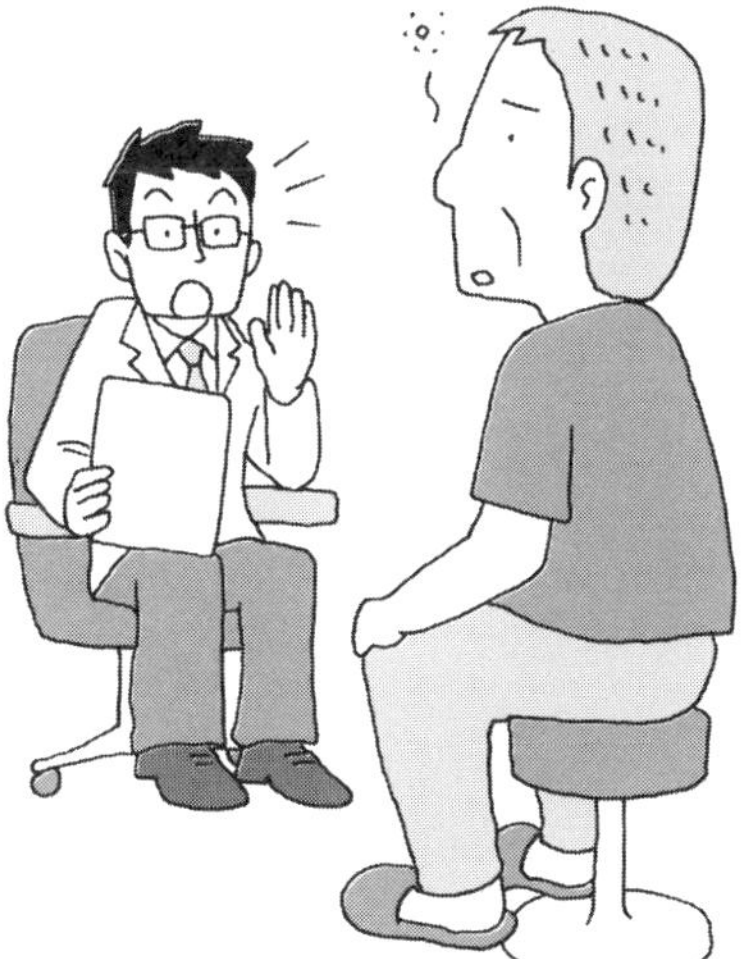

2　うつ

(1)　うつの症状

現代は、「うつ」の時代です。うつは、とても身近な病気になりました。特に中高年のうつは社会的問題です。それは自殺につながったりすることが多いからです。うつを引き起こす原因は、疲労、対象喪失、ストレスなどです。落胆や悲しみなどの否定的感情が、言語化したり発散できたりしないと、しだいにそれはうつに転じていくことがあります。

ケアを受ける人も同様です。彼らは、身体機能の低下、社会的役割の喪失、自尊心の傷つき、将来への不安など、うつを引き起こす多くの原因を抱えています。

うつの原因は何であれ、うつには共通した症状があります。それについて簡単に紹介しておきましょう。

①　外観や態度に現れる特徴

うつ状態の人の態度は、小さく見えます。たぶん、それは自己評価の低下が態度に現れるからでしょう。首をうなだれて、元気がなく、悲壮感が漂っています。会話や発語は減少し、声は小さく低調になります。こちらの質問に対しては、途中で口をつぐんでしまいます。何かを訴えたいのですが、それを相手に伝える力がないといった様子です。「身体が思うように動かないのですね」「申し訳ないと思っているんですね」という周囲の人の共感的な言葉に涙ぐむことが多々あります。

②　抑うつ気分

うつの人を支配する感情は「抑うつ気分」です。それには、さびしさ、悲しさ、空しさを伴います。抑うつ気分に支配されると、気分が重く沈み込み、喜びがなく、わびしさ、悲しみ、不安が心を占めるようになります。何をやっても楽しい気分がわいてきません。テレビのお笑い番組など見たくもありません。テレビの悲しいニュースばかりが耳に入ってきます。しだいに周囲の物事が自分から離れ、心に響いてくるものがなくなっていきます。自分は一人ぼっちの感覚が高まり、絶望感や劣等感が生じてきます。抑うつ気分は、彼らの表出する物悲しい表情や、会話の内容、トーン、声の質（はりや大きさ）などで理解します。

③　意欲低下

意欲低下を来している人は、「やる気がしない」「頭が働かない」「おっくうだ」と訴えます。意欲低下はすべての行動に現れるでしょう。それまで毎日楽しんでいた好きな趣味にも関心が向きません。テレビも見ずに日中からゴロゴロするようになります。自発的活動や自発的言語も減ります。リハビリテーションをしている人であれば、リハビリテーション訓練への意欲が低下します。ケアを受ける人は、それまで自分でやっていた身の回りの整理整頓などもしなくなります。私は、意欲低下をチェックする時に「今までやれたことが、面倒ではありませんか?」「何をやるのもおっくうではありませんか?」と聞いたりします。

④ 思考抑制と悲観的思考

うつの人は、思考の速度が低下します。実際には会話が乏しくなったり、自発的な発言が減ったり、質問への受け答えが「はい」「ええ」と単調になったりします。これを専門用語で「思考抑制」といいます。

思考の内容も変化します。過去の嫌な体験や失敗などは、自分の意に反して浮かんできて、自責的になります。自己評価が低下し、「何をやってもうまくいかないだろう」「生きていても皆に迷惑をかけるだけだ」と思考内容は悲観的・厭世的となり、劣等感、罪業感にあふれてくるのです。「生きていると周囲に迷惑をかける」という思いが頂点に達すると自殺を考えます。

うつ状態が悪化すると、妄想が生じることがあります。「自分は罪を犯しているに違いない」(罪業妄想)、「自分の身体は重症だ。がんになっているに違いない。病気がどんどん悪化している」(心気妄想)、「入院費が払えない。家の財産がすべてなくなってしまう……」(貧困妄想)が代表的な妄想です。

⑤ 身体症状

睡眠障害はうつ状態に必ず生じる症状です。睡眠障害のタイプによって使用する睡眠剤が異なるので、注意が必要です。寝つきが悪いのか(入眠障害)、睡眠が浅く、何度も途中で目が覚めるか(熟眠障害)、寝つきは良いが朝早く目が覚めて絶望感や焦燥感を感じるか(早朝覚醒)についてチェックします。

食欲も減退するでしょう。「何を食べてもおいしくない」「味覚がなくなった」などと訴えて、食事量が減ります。便秘、尿閉、頭痛、視力・聴力障害、易疲労感、寒さに対する抵抗力の低下、四肢末端の冷え、呼吸困難感なども生じやすい身体症状です。

(2) 原因と特性

うつの原因には、先に述べた対象喪失が密接に関連しています。喪失体験に対するモーニングが正常に営まれて行かない時、悲しむことさえできない時にうつに陥っていきます。モーニングの絶望の段階で、うつに移行すると、外界への注意が全く失われてしまいます。正常な段階であれば外界への注意が残り、しだいに新しい対象を発見する過程へと進みますが、絶望の段階に留まると、心には絶望感や落胆が支配し、外的世界との関わりがなくなってしまいます。患者さんは内的世界にひきこもるようになるのです。この段階では、周囲からは口数が減り、ひきこもっているように観察されるでしょう。心の内は、落胆と絶望感に支配され、興味や活力が低下する一方で、失った対象のことばかり考え、喪失に関する罪悪感や後悔が心を支配します。こうした状況が続くとしだいに生きるための意欲にも影響を及ぼし、食欲は低下し、疲労感を体験し、睡眠障害が出現し、うつとしての症状が形成されます。

うつになりやすい性格として「メランコリー親和型」というものがあります。この性格の人は、秩序に従順で、愛する人や依存の対象、家族、仕事、職場、集団、国家に自らを一体化することで安定し、組織の中の役割に生きる価値を見出した人たちです。この性格の人は、いわゆる「良い人」と呼ばれる人で、会社にとっては献身的で集団秩序に沿って仕事をするために、「働き者」と認知されていることが多いし、主婦では家族の中で、妻としての役割、母親としての役割、嫁としての役割に自分を同一化させて、その役割遂行に喜びを感じます。「良妻賢母」としての役割に徹し、家族の幸せが自分の幸せと感じているのです。このタイプにとっては、上司が喜ぶことは自分の喜びであり、夫や子どもの喜びは自分の喜びでもあるのです。メランコリー親和型にとって、介護を受ける状態になるということは、こうしたさまざまな自分を支えている環境との一体感が失われることになり、うつに陥ることが多いのです。

(3) うつの人への関わり

うつに陥っている人は、「自分にはなまけ癖がついた」と自責感にかられ、すべてを悪いほうに考えてしまうので、周囲の関わりには工夫が必要になります。医療スタッフや家族がいつもの癖で「がんばれ、がんばれ」を繰り返すと、ケアを受ける人の「できない」という感覚を助長し、彼らの気持ちを追い込んでしまうでしょう。最初に必要なことは、「これからのことが不安で、すこし落ち込んでいるのですね」と、ケアを受ける人の心理状態がうつであることを彼ら自身に理解してもらうように説明することでしょう。受けているリハビリテーション訓練が「障害に直面させられるつらい場所」として体験されていたら、能動的な訓練は少しにして、患者さんの心を休息させることが必要になるでしょう。ケアを受ける行為が自尊心を著しく傷つけているのであれば、自尊心の傷つきを理解し、「ケアをさせていただきますね」といった謙虚な態度に切り替えるのも必要です。もしも希死念慮（自殺願望）がある場合には、自殺しないことを約束させることが大切です。ケアを受ける人は、「死にたいよ」と軽々しく口にすることがあります。そのような時には、「おじいちゃんが死んじゃったら、お孫さんは悲しみますよ」と伝え、自殺が、残された家族に与える悲劇的な影響を考えてもらうべきでしょう。そして、うつは必ず治り、治れば、また新しい考えやアイデアが浮かび、前向きに生きることができるようになることを伝えます。

うつは、セロトニンという脳内の神経伝達物質の減少が影響して生じてきます。そのために、治療の第一選択は薬物療法です。私が関わる患者さんや家族には「薬は飲みたくありません。でも、うつを治したいのです」という人が必ずいます。おそらく副作用を怖れていたり、薬に対して偏見をもっていたりするのでしょう。そんな時には、十分に必要性を説明して、必ず飲んでもらうようにします。現在では、副作用が少ないうつの薬がたくさん開発されました。その代表がＳＳＲＩ（セロトニン再取り込み阻害剤）です。抗うつ剤の発現には少なくとも一〇日から二週間はかかることを念頭に置いてください。うつの治療には薬の効果が期待できるので、必ず服用することです。

現代社会はうつ状態と切り離せません。自殺者の数が急増していますが、自殺者の割合の多くはうつ状態です。米国の調査では自殺者の五〇％以上がうつ状態と報告されています。中高年の自殺が特に急増しています。精神科受診に抵抗の強い日本では、この割合よりも多いのではないでしょうか。高齢者の自殺の原因のトップは病苦です。ケアを受ける人の自殺を防ぐことは、うつを早期発見し、早期介入することに他ならないのです。

ここで、うつに対する関わりかたのポイントをいくつかにまとめましょう。

①　その人は何を喪失しているのか

ケアを受ける人にとって、身体機能の低下や喪失が最初の対象喪失ですが、それに伴う二次的な対象喪失が患者さんに苦痛や葛藤を引き起こす場合があります。この二次的な対象喪失のほうが、ケアを受ける人にとって深刻な場合があるので注意が必要です。ケアを受ける人にとって失われていく対象は異なります。その人は、何を失ったこと（あるいは、失われていこうとしていること）がもっとも葛藤するのかの判断が必要です。身体機能を失うことが大きな喪失の人、社会から脱落することが喪失の人、介護を受けることで自尊心が失われる人、うつと「診断」されることがプライドや自尊心を傷つける場合だってあります。人によって喪失する対象はさまざまです。その患者さんは何を喪失しているのかを把握することです。そのためには、患者さんの「語り」に耳を傾けることだと思います。

外来患者Vさんの父親はアルコール中毒で、家族に暴力をふるってきました。肝硬変で三か月前に亡くなり、Vさんは「厄介者」が家族から消えたと内心喜んでいました。ところが、友人と映画を観た帰りに「かなしみ」が襲い、その後、食欲低下や不眠が出現して、抑うつ気分が出現しました。Vさんが友人と観た寅さんの映画は、幼い頃に父親がいつも連れて行ってくれた映画でした。Vさんの父親への思慕は、無意識に抑圧されていたのですが、映画をきっかけに対象喪失に伴う悲嘆がわき上がり、抑うつ気分を出現させたのです。

この例のように、対象喪失そのものが否認されている場合があります。その場合でも、ある条件や環境をきっかけに、強い否定的感情がわき上がり、悲しみや葛藤が襲ってくることがあります。今、けろっとしているケアを受ける人も、明日にはひどく落胆している場合もあるのです。

② モーニングやグリーフは正常に進んでいるか

喪失体験は最初は怒りを呼び起こします。その怒りは、理不尽にも周囲にいる人たちに向く場合がありますが、やがて、どうしようもないと断念し、同時に落胆や絶望感が襲います。死別体験の後の気持ちの整理が上手につかない場合には、複雑な悲嘆という状態になり、うつを発病する場合もあります。

交通事故で右下肢の切断に至った二〇代の青年は、手術後に看護師の処置に暴言を吐きました。

「そんなやり方じゃ、痛いじゃないか！」「どうして、こんな思いをしなけりゃいけないんだ！」「本当に足を切る必要があったのか」と怒りを看護師に向けたのです。

その青年は下肢切断の事実を受け入れることができず、攻撃を向けたのです。しかし、しばらくすると青年は無口になっていきました。食欲が低下し、深夜に目を開けて天井を見ているとが増えて、私の外来を受診しました。青年は激しく落胆し、絶望の段階に入ったのです。

このように、モーニングの段階で、患者さんの態度や行動が異なります。モーニングは、各段階を直線的にたどるわけではありません。絶望の段階にいる患者がスタッフに怒りを向ける場合もあります。一度は喪失体験を納得したものの、何かをきっかけに再び怒り始める場合もあります。介護者はモーニングの段階を理解し、その時々の患者心理を把握し、関わる必要があるでしょう。その時に重要なことは、現在患者さんを支配している感情を理解することです。

③ 転移を認識する

前述したように、転移とは、ケアを受ける人が、過去の重要な人物に向けた感情やイメージを医療スタッフや介護者に重ねることです。献身的にケアする人に、自分の母親を重ね合わせたり、自分の娘を重ね合わせたりします。対象喪失を体験している人の心は「さみしさ」「悲しさ」でいっぱいです。そのため、優しく対応してくれるケアする人にさまざまな感情を向けてくるのです。ちょっと、「わらをもつかむ」気持ちになっているのでしょう。長々と、若い頃の思い出話を語る人は、思い出を語り合いたい気持ちを配偶者に向けられないので介護者に向けていたりするのです。

ある脳卒中患者（六六歳、女性）は、看護師のシーツ交換のたびに、細かな指示を出しました。看護師にこの患者さんは「口うるさい姑」のように思われていました。こうした背景には、見舞いにこない娘に向けた感情が看護師に転移していることが精神科医とのカンファレンスで明確になったのです。転移は、自然に生ずる現象です。それを防ぐと考えるよりも、それを認識し、時には意識的に転移を引き受けることが大切です。

④　モーニングやグリーフワークの進行を助ける

うつを防止するためには、モーニング（死別の場合にはグリーフ）が進行していく必要があります。そのためには、ケアを受ける人にも「時間」と「空間」が必要になります。前述したように、対象喪失に伴う苦痛が消えるには数か月から数年を要します。ところが、最近の医療事情は、短期入院が推奨されるため、障害や病気を受け入れ、人生を再生してやっていこうという思いに到達するまでの関わりや配慮が行き届きません。そのため、しばしば問題が生じてきます。

ある先天性障害をもつ子どもは、生後まもなく肺炎になりました。肺炎が落ち着くと、病棟スタッフはすぐに退院計画を立て始めたのです。それは出産後一か月のことでした。しかし母親は、子どもの先天性障害を受容できずにいました。障害についての知識や、子どもを受け入れるための体制づくりも不十分でした。母親は混乱し精神科を受診してきました。精神科医は、母親の心理が落ち着くまで、子どもを入院させておくことを提案しました。

このように、環境的準備、身体的準備と心の準備とは異なるものです。モーニングには、時間と同時に空間も必要なのです。対象喪失している患者さんは、じっくりと自分と向き合う空間が必要になります。ベッドはこうした空間を提供してくれます。一人になれる空間の中で、患者さんは悲しみや孤独に向き合い、それを心の中で整理していくことができます。

モーニングを進めていくために、患者さんはさまざまな手段や工夫を行います。それが健康な方法であったら、スタッフは手伝ってあげることでしょう。がん患者が「がん克服」に関する書籍を読むのは葛藤解決の方法を模索しているのだし、ターミナルの患者さんがパッチワークに没頭するのは、忙しさへ逃避することで、不安や恐怖から逃れているのかもしれないのです。

3　躁的防衛

躁的防衛は、病名ではないのですが、病気や障害をもった人に時々見受けられます。治療や介護を受ける状態になって「楽しい」人はほとんどいないでしょう。しかし、時には、異常に明るく、多弁で、元気な人がいます。そんな時には躁的防衛を疑いましょう。簡単ですが、躁的防衛と躁状態についてもまとめておきましょう。

対象喪失を体験している人の中には、失った対象に伴う苦痛を和らげるために「躁的防衛」という防衛機制が機能する人がいます。強い絶望や悲しみをうち消すように機能する心のメカニズムです。

その一つの現れ方は、「忙しさへの逃避」です。眼前にある課題をこなすことが精いっぱいという調子で、「忙しいから落ち込んでいる暇がない」と対象喪失に伴う葛藤と正面きって向き合わないようにするのです。親族と死別した直後、葬儀の対応に追われていた家族も、初七日を過ぎる頃から落ち込んだりします。それは「忙しさへ逃避」していた心が悲哀を感じ始めたからです。末期がんになった作家が、死の間際まで執筆活動に専念することがあります。自分を仕事に追い込むことで、がんに伴う否定的感情に対峙することを防衛するのです。

もう一つの現れ方は、「対象の脱価値化」です。障害や病気をもったことで、さまざまな仕事や役割を失いますが、失ったそうした対象に対して「あんな仕事は大した仕事ではない」と対象に否定的ラベルを貼りつけて喪失感を防衛する方法です。こうした対象の脱価値化は些細なきっかけで崩れる場合もあります。

躁的防衛が病的になって現れるのが躁病です。対象喪失に伴う悲しみやさみしさは否認され、活動性が高まり、興奮、多弁、不眠となって、病院のルールを破ったり、安静を無視して行動したりします。この場合には精神科治療が必要になったりします。

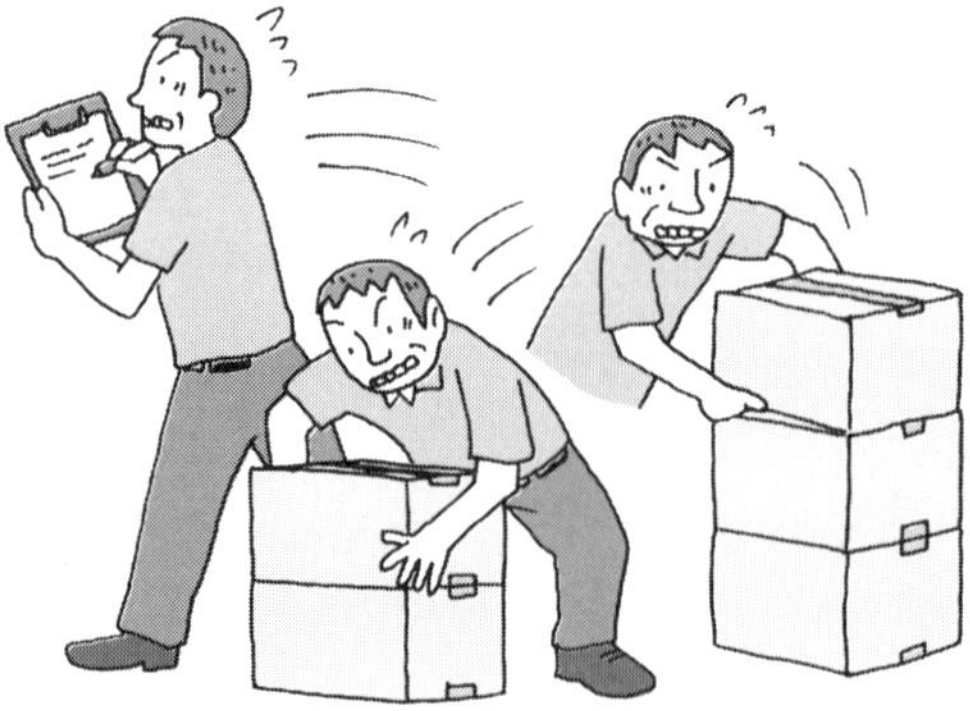

4 不安障害

不安は、誰にでも生ずる否定的感情の一つですが、それが過剰になって病的になることがあります。それが不安障害です。不安になると、心悸亢進（どきどきすること）、頻脈、冷汗、顔面蒼白、めまい、胸部圧迫感、食欲低下、排尿感、胃部不快感などの自律神経症状が生じます。不安の体験は二種類の要素から成り立っています。第一の要素は、動悸、発汗などの生理的知覚を自分が意識することです。第二は、自分が神経質になっておびえていることを他人に知られるという恥の感覚で増強されることです。不安が出現すると、周囲から受ける自分の評価が気になり、さらにそれが不安を高めるという悪循環が生じたりして、不安は増強していきます。

精神医学の診断基準では、一般身体疾患による不安障害を、①全般性不安（多数の出来事または活動についての過剰な不安または心配が強い場合で、いつも胸がそわそわする、落ち着かない、といった症状）、②パニック発作を伴うもの（パニック発作とは、突然始まる不安発作で、動悸、発汗、身震い、息切れ、窒息感、胸痛、死んでしまうのではないかという恐怖などが出現し、一〇分以内にその頂点に達する発作）、③強迫障害（自分ではおかしいと思いながら何回も手洗いをする、ある観念が頭に浮かんで離れないといった症状を伴うもの）、に分類しています。

ケアを受ける人は、さまざまな不安を抱えます。それが不安障害として出現してくることがあるので、その理解と対応は大切です。

ケアを受ける人の不安障害への第一の対処方法は、「不安に対する知識をもってもらう」ことです。心悸亢進、頻脈、冷汗、顔面蒼白、めまい、胸部圧迫感、食欲低下、排尿感、胃部不快感などの症状が出現した時に、これは「不安」と理解できないと、「身体の具合が悪くなった」「心臓が止まるかもしれない」と考えてしまい、余計に不安を助長させてしまいます。また、不安がどんな時に出やすいかを理解しておいてもらう必要もあるでしょう。

第二は、リラクセーションの応用です。心身をリラックスさせる方法を収得することで不安は緩和します。筋肉を弛緩させ、リラックスした感覚を覚えることです。リラクセーショントレーニングの方法は、腹式呼吸をしたり、体の各部分の血流に精神を集中したり、イメージを抱いたりする方法があります。聴覚（音楽や音に耳を傾ける）から入るリラクセーションの方法や視覚（景色を見たり、好きな写真を見たりする）から入るリラクセーションの方法があります。とにかく、緊張から自分を解放させることが大切です。それには静かな時間と空間が必要となるでしょう。笑いもリラックスには良いといわれています。

第三は、適切な薬物療法です。不安発作にはＧＡＢＡという脳の神経伝達物質が関与しています。このため薬物がとてもよく効きます。躊躇せずに医療機関で適切な処方をしてもらうことが大切です。

不安に対しては、何に対して不安になっているのか、どんな時に不安になったかを理解します。ケアを受けること自体に緊張感が強い場合には、いろいろと工夫が必要になるでしょう。ケアする人がケアを受ける人との強い信頼関係を築ければ、ケアを受ける人の不安は減少するでしょう。不安障害を引き起こしている原因を取り除くようにしましょう。どうしても、介護者に慣れない場合は、誰か他の人に担当を代えるという配慮も必要です。情報提供と不安は密接に関係します。ケアを受ける人は、自分で病気や障害に対するイメージをつくり上げ、過剰に不安になっていることがあるので、正確な病気の情報を提供することが大切でしょう。

不安は誰もがもちますが、不安障害という精神疾患が生じている場合には治療が必要になります。パニック障害は放置しても治癒しません。治療が必要な疾患です。不安障害は見逃されることも多く、適切な治療が受けられないと人生の不利益になります。

五年間ひきこもっていたという二〇歳の女性が、私のところに紹介されてきました。親は、いわゆる「ひきこもり」として対応していたのです。しかし、よく話を聞いて、精神症状を把握すると、彼女は、対人場面でパニック発作が出るという「社会不安障害」という病気でした。私はＳＳＲＩを処方しました。一か月で症状は消失し、その後、彼女は医療系の仕事に就職しています。

精神医学を知らない対人援助者ですと、すべてを心理社会的問題に還元してしまうことがあります。

代表的な精神疾患の症状については、一般人が知る生活習慣病やがんの初期症状ぐらいにわかっていないといけません。

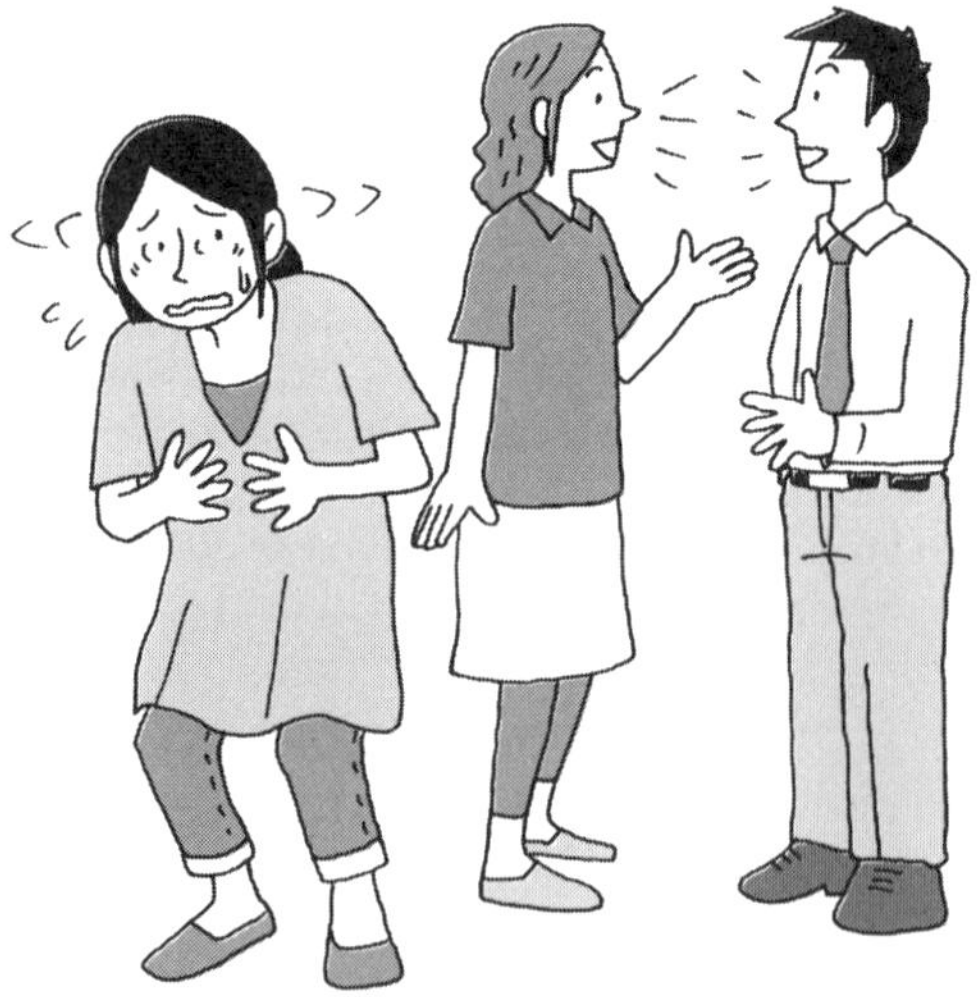

5　睡眠障害

誰もが、日中にショックな出来事があったり、心配事があったりすると眠れなくなります。ケアを受ける人は、病気や障害をめぐる不安や心配に心を支配されています。ケアを受ける人は睡眠障害を抱えることがあります。睡眠障害は、もっともポピュラーな精神症状の一つです。一言に睡眠障害といっても、その原因やタイプはさまざまであり、原因やタイプに応じた治療が必要になります。睡眠の形式により睡眠障害は、入眠障害、熟眠障害（中途覚醒）、早期覚醒というように分類されています。

入眠障害は、睡眠の開始の障害で、床に就いてから入眠するまでの時間が延長します。もっとも多く見られる不眠のタイプです。この不眠は、昼間にショックな出来事があったり、心配事が多い時に出現しやすく、床に就いても、あれこれ悩んで眠りにつけません。

熟眠障害は、なんとか寝つけるのですが、寝た気がしないといった不眠です。睡眠の深さと睡眠の継続時間が障害されます。夜中に頻繁に目が覚めてしまうので眠った気がしません。

早期覚醒は、睡眠時間の短縮です。寝つきは良いのですが、睡眠時間が短く、夜半二時とか三時に目が覚めたりします。このタイプはうつ状態に多い睡眠障害です。

家族には、いびきをかいて寝ているように見えても、実際は断眠（何回も中途覚醒）しており、「寝た気になれない」と不眠を訴えることがあります。また、早朝三時くらいから何回も寝返りし、目を開けていたら早期覚醒です。不眠のタイプを正確に把握するには医師に相談するのがよいでしょう。

さらに、持続期間により不眠は、一～七日程度の一過性不眠、三週間程度持続する短期不眠、三週間以上持続する長期不眠に分類されます。

一過性不眠とは、手術や検査前に眠れないとか、試験の前に眠れないという、イベントを前にした不眠で、急性のストレスや不安によって生じます。この場合は、イベントが終了すれば眠れるようになります。

病気やけがへの不安が頭から離れない場合、また、病気や失業したショックなどの心理社会的原因から生ずる不眠が短期不眠です。この場合は、入眠困難（寝つきが悪い）や熟眠困難（眠りが浅い）の形式をとります。

問題になるのは長期不眠です。このタイプの場合、神経症やうつ状態などの精神疾患を合併していることが多いので注意が必要です。また、睡眠時無呼吸症候群などの身体の病気が原因のこともあり、医師の診断が必要です。

睡眠時無呼吸症候群という睡眠障害があるのですが、これは、いびきといびきの間に呼吸が止まるような症状があります。肥満な人はあごや首周りが太くなります。この結果、前後左右の全体から圧迫されて、気道が狭くなっていきます。また、体重の増加によって舌が肥大化するため、睡眠中に舌が自分の重さで気道に落ち込みやすくなり気道が狭くなります。睡眠中、呼吸が止まり、呼吸の再開時に大きないびきをかくことが家族によって気づかれることがあります。また、寝相が悪かったり、寝たはずなのに昼間に眠気がくるなどの症状が出ます。この場合には医師の診察と検査が必須です。

睡眠障害に対応するためには、睡眠薬や睡眠導入剤を使用します。しかし、人によっては、睡眠薬に偏見をもっている場合があります。「依存症になる」「やめられなくなる」「ぼけてしまう」といった誤ったイメージをもっていて、「絶対に使わない」という態度で、生活の質を落としている人もいます。そういう場合には、医師から正確な情報を伝えてもらい、「睡眠薬を飲まない」ということに強くこだわる意味と「生活の質を高める」ことの価値について考えてもらったりするのがよいでしょう。

何か日中に嫌なことがあった時などは、一過性の入眠障害の場合が多いのですが、うつ状態が背景にあると早期覚醒が生じます。朝早くから目が覚めて、あれこれ考えて落ち込んでいたり、時には「生きていても仕方ない」と思ったりしていたら、うつの前兆かもしれませんので要注意です。

6　せん妄

(1) 出現状況

せん妄という状態は、認知症の人や高齢者で大手術を経験した人にしばしば出現しますが、案外一般には知られていません。せん妄になると、意識水準が低下して、わけがわからない状態となり、点滴を自分で抜いてしまったり、ベッドで立ち上がったりするなどの激しい興奮を認めます。せん妄は、医療・看護・介護の障害になります。入院中のせん妄の症状は激しく、治療や看護の抵抗になるため、医療スタッフにとってはもっとも対応に苦慮する精神症状です。症状が激しいと、医療スタッフにも不安や恐怖などの感情がわき上がりますし、病棟でせん妄に出会った家族は大きなショックを受けます。

一般外科病棟の患者の一〇～一五％と内科病棟患者の一五～二五％が入院中にせん妄を経験します。外科の集中治療室や循環器集中治療室では約三〇％、整形外科における臀部の骨折手術では四〇～五〇％に回復過程でせん妄が生ずるといわれています。認知症では、アルツハイマー型認知症で一七％であり、血管性認知症で一〇％という報告があります。

手術後にもせん妄が出現することが多いのですが、モース（Morse, R. M.）とリチン（Litin, E. M.）によれば、手術後にせん妄が出現しやすい危険因子は、①六〇歳以上、②検査データの明らかな異常、③四時間以上の手術、④緊急手術、⑤他の術後合併症の存在、⑥術後の五種類以上の服薬、⑦術前の死の恐怖、⑧アルコール依存、⑨うつ病の既往、⑩精神病の家族歴、⑪過去のせん妄の既往、⑫術前の不眠、⑬妄想性人格障害、⑭機能性精神病の既往、⑮術後精神障害の既往、⑯退職に関連した問題の有無と説明しており、身体的・心理的・社会的要因のすべての要因が関係します。

(2) せん妄の症状

せん妄により、さまざまな症状が出現します。

意識が混濁し、場所や時間がわからなくなり、興奮して無目的な行動をとります。幻覚（幻視が圧倒的に多い）が見られたりします。「部屋の隅に子どもがいる」「虫がいる」と述べ、時には「知らない人が自分のベッドの横に立っている」と恐怖感や不安を訴えることもあります。点滴ビンの中に虫が入っていると言ったり、天井の模様がぐらぐらと揺れて見えたり、人間が大きく見えたり小さく見えたりすることもあるようです。人物や場所を間違えるため、看護師が自分の知り合いに見えたりします。被害妄想を訴えて「自分に毒を入れられる」「誰かが殺しにくる」ということを言ったり、家族が何かをたくらんでいると言うこともあります。外部の刺激に対して敏感になっており、ちょっとしたことにすぐ怒ります。会話内容は意味不明になり、入院している患者さんでは、着衣の裾、ベッドシーツ、点滴ルートをまさぐるような動作がみられます。危険防止のために四肢や胴体の抑制をすると、状況判断ができないために「やめろ」と被害的になり、激しく怒鳴ったりします。

せん妄は、患者さんの人格や精神病のために生ずるのではありません。意識障害によって引き起こされてくるのです。症状は激しいのですが、ほとんどの人は自分の行動を覚えていません。一般には、手術後のせん妄は一週間以内あるいは二週間以内に改善します。改善しない場合は、手術以外の原因がせん妄を持続させている場合があるので注意が必要です。

認知症の人には、「日没症候群」と呼ばれる状態を示す人がいます。せん妄のような見当識障害(場所がわからない、時間がわからない、人がわからないといった症状)が、日没になると出現してきます。日没症候群時間帯として症状発現のピークの時刻は四時三〇分から五時三〇分前後と考えられています。日没症候群がどのようなメカニズムで生じるのかは、いまだはっきりしていません。しかし、症状の特徴から夜間せん妄と症状が似ている面があり、せん妄が遅い午後あるいは早い準夜に現れたものが日没症候群と呼ばれる現象という意見もあります。日没症候群では、行動障害の程度が動揺性を示します。また、注意障害、認知障害、精神運動性障害も示します。

(3) せん妄の治療

大切なことは、せん妄を引き起こす原因となる状況を治療することです。高齢者で手術後の場合には、全身状態の改善によってせん妄は改善します。

せん妄の対処で大切なことは「保護」という考え方です。せん妄は意識障害が背後にあるため、注意力や判断力の低下があって、自分を危険にさらす可能性があります。保護は、身体的、感覚的、環境的な側面について施行されます。入院患者さんで身体を動かすことが危険な場合には、四肢や胴体の抑制も行います。感覚的な保護とは、感覚遮断や過剰な感覚刺激を防ぐことです。ＩＣＵなど感覚遮断や過剰な感覚刺激がある場所では音楽を流すなどの配慮や、夜間は真っ暗にしないためにベッドライトをつけるなどの配慮が重要です。環境的な保護とは、患者さんが慣れ親しんだ環境を提供することです。家族に付き添ってもらうこと、患者さんがよく知っている絵や音楽、そして時計やカレンダーをよく見える場所に置きます。定期的に患者さんに声かけをして、人、場所、時間についての見当識を維持するように配慮します。

せん妄には、薬物療法の効果が実証されていますので、医師に相談することが大切です。しかし、副作用には身近にいる人が注意しなければなりません。もっとも多い副作用が薬剤性パーキンソン症候群で、表情は固くなり、仮面様、脂漏性浮腫様になります。四肢の動きがにぶくなり、筋肉が固くなり、腕を他動的に屈曲させると抵抗を感じ、歯車様にガタガタと動きます。時々、手の震えや流涎を認めることがあります。状態が安定してからは徐々に減らすことが大切です。長期間継続して投与されていると、本症状を呈してくることがあるからです。このような症状を発見したら、すぐに医師に連絡すべきです。こうした副作用は、後遺症のようになることはなく、薬物の中止と抗パーキンソン剤の注射で速やかに改善するので安心してください。

せん妄は、医師・看護師・介護者にとってストレスの多い精神症状の一つです。身体の管理や身辺の清潔といった日常的な援助行動を、せん妄の人はいとも簡単に無遠慮に妨害します。ケアする人が注意すると、すごい勢いで怒鳴り返されることもあります。時には暴力をふるわれたりもします。

せん妄の知識を十分にもち合わせていない人には、「怒り」や「恐怖」などの否定的感情がわき上がりやすいのです。せん妄は意識障害を背景に生じており、その人の性格や人柄ではありません。看護師や介護者に対する暴言や暴力があるからといっても、本心から嫌っているわけではありません。よく状況がわかっていないからです。せん妄から回復すると、患者さんは普通の穏やかな人に戻ります。患者さんに対する否定的感情を防ぐためには、せん妄をよく理解しておくことです。

せん妄の症状は激しいため、家族がそれを目にした時の衝撃は大きいと思います。家族は患者さんが「おかしくなってしまった」「精神病になった」と思い込んで狼狽します。不安が高まり、時には手術などしなければよかった、入院などさせなければよかったという気持ちがわき上がるでしょう。手術前や入院前に、せん妄の発現について情報提供している担当医は少ないからです。このため、家族にとってせん妄は予期せぬ事態として体験されます。医療スタッフは家族にせん妄についてわかりやすく説明し、家族が安心して患者さんに付き添えるように配慮する必要がありますし、家族もせん妄の出現について理解し、予測しておくべきでしょう。

7 妄想状態

妄想状態は、脳血管障害、頭部外傷、認知症の人に出現することがある精神症状ですが、その対応に苦慮することがあります。意識清明の状態で、実際にはないことを確信していて、周囲が何度も訂正しても、改善がない場合が妄想状態です。妄想状態になると、周囲に対して被害的となり、ケアに支障を来すことがあります。

多発性脳梗塞患者・血管性認知症患者にしばしば認められるのが、「物盗られ妄想」です。これは身体機能が低下し、家庭や社会における役割を喪失し、その空白に他人が侵入してくる体験に関連していま す。血管性認知症に陥った高齢者は、徐々に喪失していく家庭内の自分の役割や立場が、家族の中心的人物（多くは嫁）によって盗まれていくように感じ、それが象徴的に物盗られ妄想として出現すると考えられています。

脳卒中患者に見られる「被害妄想」は、障害を抱えたために周囲に全面的に依存せざるを得ない状況に置かれ、周りの人々の言動や雰囲気に過度に敏感になることに関連しています。被害妄想は失語症者に認められることがあります。彼らの中には、周囲の話の内容を理解することができず、「悪口」を言われていると体験する人がいます。

五八歳、男性の脳卒中患者のWさんは、発症後三か月目には杖歩行が可能になりました。ところがWさんは、面会に来る妻に向かって、「もう魂胆はわかっている」「また芝居をしやがって」と、こぶしや杖を振り上げて怒るようになりました。Wさんは、病院の同室者が外泊した時に妻と浮気したと信じ込んでいたのです。結局、興奮と妄想を鎮静するために、安定剤を静脈注射して対応しました。その後、安定剤を服用してもらい、妄想は改善しました。

「嫉妬妄想」は家族関係と関連して生じてきます。自分が入院している最中に配偶者が浮気をしているといった確信をもつ場合があります。嫉妬妄想の背後には「頼みの綱である配偶者に見捨てられたら……」「こんな自分より、もっと楽しい相手が他にいるにちがいない」といった、配偶者を失うことへの不安や恐怖が関係しています。しばしば浮気の相手は同室の患者であったり、医療スタッフであったり、近所の人であったりするため、トラブルが絶えません。

認知症や脳卒中で妄想が出現してくる原因は、脳の器質的な変化に加えて、将来への不安、家族関係上の不安、死への恐怖などの環境要因が関連しています。

認知症や脳卒中などの疾患がなくとも、高齢者には妄想が出現してくることがあります。疑り深い性格であったり、過去に他人から騙された経験があったり、聴力や視力の障害が妄想状態を引き起こす場合があるのです。高齢者の妄想状態に対しては薬物療法の効果が期待できますので、医師に相談して適切に対応してもらうことが大切です。

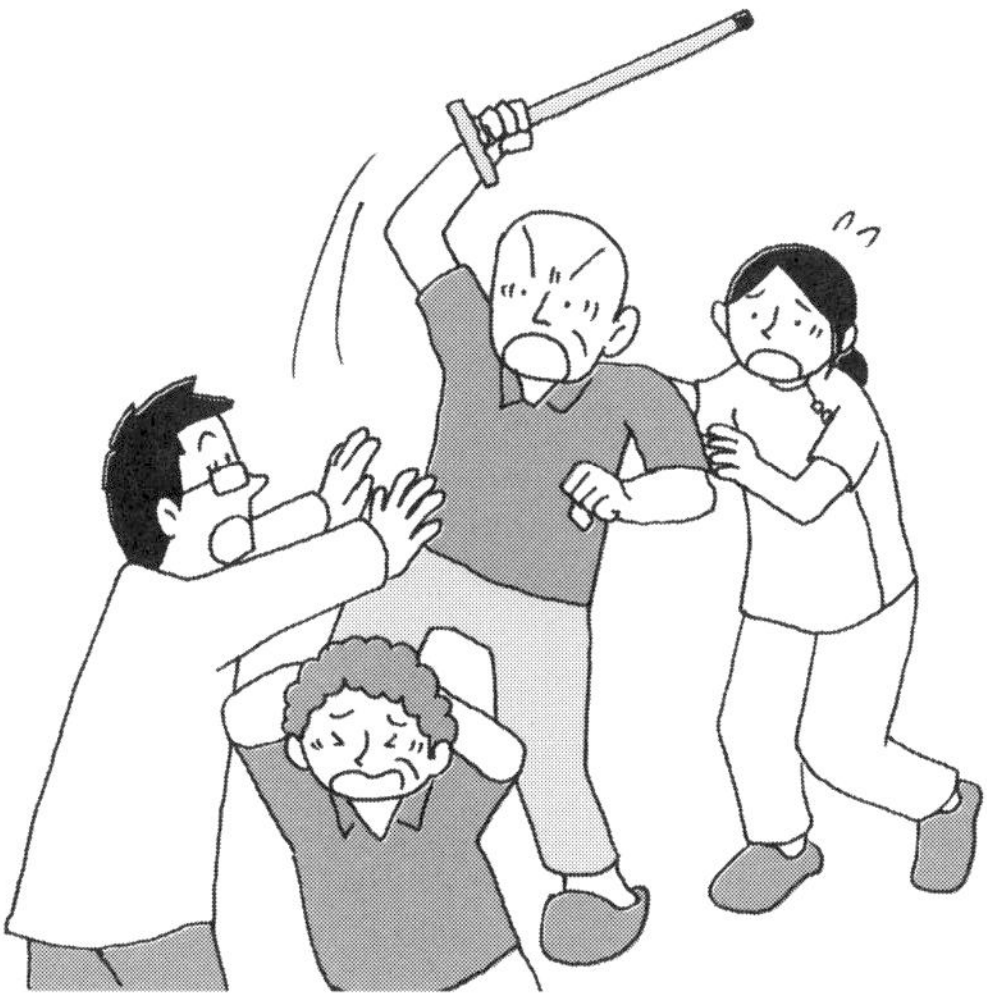

おわりに

急患が町に出ると、祖父は自転車に往診かばんを載せて出て行きます。

当時、町中の誰もが祖父のことを「先生」と言って尊敬していました。祖父の時代には介護保険も介護老人福祉施設もなく、どこの家族にも寝たきりの人や認知症の人がいて、祖父はそうした家族に医療を提供していたのです。祖父も年には勝てません。祖父の動脈硬化と多発性脳梗塞は進み、しだいに物忘れも進みました。

夕暮れになると祖父は、「早く山田さんの家にいかなくては」と言って、部屋の中をうろうろと歩き始めます。中学生の私は「ああ、また変なことを言い始めた……」と祖父を眺めています。当時の私には祖父の心の変化が理解できませんでした。強い祖父のイメージが心の中で崩れていく体験がつらくて、祖父の姿を直視できなかったような気がします。祖父を見ていると、祖母が、「おじいちゃん、往診かばんを探しているんですか」と言って、祖父にかばんを渡します。祖父は安心したようにかばんをそばに置き、また部屋に戻って行きました。

長年連れ添った祖母は、祖父の心を察して祖父の欲求に上手に応えてあげていたのです。祖母は、祖父の心の世界に思いを馳せて、祖父の世界を理解して、その心に寄り添っていたのでしょう。祖母がとっていた祖父への対応が、精神医学における重要な概念である「共感」であることを知ったのは、ずいぶん時が経ってからでした。

「相手の立場に身を置いて考えること」――祖母は、難しい心理学の理論などがなくても、祖父の心を直感的・経験的に理解していたのです。ケアを受ける人の心の世界を理解すること、それは相手の立場に身を置くことから始まります。

医師の世界では、「エビデンス」という言葉がはやっています。エビデンスとは、医師が治療を選択する時の証拠や根拠になるもので、ある治療薬がどのような病気に何％効果があるか、ある手術法による患者の改善率が何割か、といったデータです。現在の医師はエビデンスに基づいて診療を行うことに躍起になっています。エビデンスをつくるために研究をして、優れた論文を書き上げるように努力しています。こうした努力は医学の発展を推進してきました。ところが、この方向性には一つの穴が潜んでいました。医師の多くは、治療の効果ばかりに目を向けるようになってしまい、患者よりも病気に焦点を向けるようになっていったのです。その結果、「病気を体験している心」がどこかに追いやられてしまいました。病気を診て患者を診ない、治療法の効果にしか注目しない、エビデンスをつくるために、無理な手術をしたりして暴走をするといったことが増えているのは嘆かわしいことです。医学の進歩の速さは、患者が「病を体験している一人の人間である」ことを忘れてしまう結果につながっています。

ケアを受ける人は、病院、施設、在宅に大勢います。誰もが誰かのケアをし、誰もが誰かのケアを受けるようになるのです。ケアを受ける人の心を理解することは、私たちの内面を知ることにつながります。

盆を迎え、祖母の仏壇には花が置かれました。「祖母は花が好きだったから」と親戚や家族が持ってきました。ケアを受ける人の心に思いを馳せる時、私の心には祖母の笑顔が蘇るのです。

参考文献

一瀬邦弘編『せん妄』〈精神医学レビューNo.26〉ライフ・サイエンス、一九九八年

小比木啓吾編『新・医療心理学読本』〈からだの科学　増刊10〉日本評論社、一九八九年

岡堂哲雄編『患者の心理』〈現代のエスプリNo.179〉至文堂、一九八二年

G・O・ギャバード（権成鉉訳）『精神力動的精神医学―その臨床実践「DSM―Ⅳ版」一巻　理論編―』岩崎学術出版社、一九九八年

佐藤武、渡辺俊之『メディカル・サイコセラピー―プライマリ・ケアにおけるサイコセラピー―』テンタクル、二〇〇四年

ミッチ・アルボム（別宮貞徳訳）『モリー先生との火曜日』日本放送出版協会、一九九八年

マクダニエル、ヘプワーズ、ドハティ編（小森康永監訳）『治療に生きる病いの経験―患者と家族、治療者のための11の物語―』創元社、二〇〇三年

氏原寛、成田善弘編『転移／逆転移―臨床の現場から―』人文書院、一九九七年

ネッド・H・カセム編著（黒澤尚、保坂隆監訳）『MGH総合病院精神医学マニュアル』メディカル・サイエンス・インターナショナル、一九九九年

渡辺俊之、本田哲三編『リハビリテーション患者の心理とケア』医学書院、二〇〇〇年

H・スィーガル（岩崎徹也訳）『メラニー・クライン入門』岩崎学術出版社、一九七七年

小澤勲『痴呆老人からみた世界―老年期痴呆の精神病理―』岩崎学術出版社、一九九八年
渡辺俊之『ケアの心理学―癒しとささえの心をさがして―』〈ベスト新書〉二〇〇一年
工藤力、ディビット・マツモト『日本人の感情世界―ミステリアスな文化の謎を解く―』誠信書房、一九九六年
ジェーン・キャッシュ、ビルギッタ・サンデル（訓覇法子訳）『痴呆の人とともに―痴呆の自我心理学入門―』クリエイツかもがわ、二〇〇三年
乙武洋匡『五体不満足―完全版―』〈講談社文庫〉二〇〇一年
E・ゴッフマン（石黒毅訳）『スティグマの社会学』せりか書房、一九七〇年
カール・メニンガー（小此木啓吾、岩崎徹也訳）『精神分析技法論』岩崎学術出版社、一九六九年
江畑敬介、浅井邦彦編『分裂病の病院リハビリテーション』医学書院、一九九五年
日本精神保健福祉士養成校協会編『精神保健の課題と支援』〈新・精神保健福祉士養成講座2〉中央法規出版、二〇一二年
G・O・ギャバード（大野裕監訳）『精神力動的精神医学―その臨床実践（DSM―Ⅳ版）二巻　臨床編―』岩崎学術出版社、一九九八年
松本雅彦『精神病理学とは何だろうか』星和書店、一九九六年
渡辺俊之『ソーシャルワーカーのための老年医学』日本社会福祉士会、二〇〇〇年
長谷川和夫、那須宗一編『HAND　BOOK　老年学』岩崎学術出版社、一九七五年
東儀英夫『老年期痴呆診療マニュアル』日本医師会雑誌、一九九五年
室伏君士『老年期の精神科臨床』金剛出版、一九八四年

星野富弘『愛、深き淵より。—筆をくわえて綴った生命の記録—』立風書房、一九八一年
E・キューブラー＝ロス（川口正吉訳）『死ぬ瞬間—死にゆく人々との対話—』読売新聞社、一九七一年
小此木啓吾『対象喪失—悲しむということ—』〈中公新書〉一九七九年
武井麻子『感情と看護—人とのかかわりを職業とすることの意味—』〈シリーズ　ケアをひらく〉医学書院、二〇〇一年
穂永豊『老人の心理—お年よりをよく理解するために—』中央法規出版、一九七八年
荻原浩『明日の記憶』光文社、二〇〇四年
藤村邦『Afterglow—最後の輝き—』文芸社、二〇一二年
American Psychiatric Association : Desk Reference to the Diagnostic Criteria from DSM-5. Amer Psychiatric Pub Inc, 2013.
Morse, R. M. and Litin, E. M. : The anatomy of delirium. Am J Psychiatry 128:111–116, 1971.
Kris, E. : On Preconscious Mental Processes. Psychoanalyst. Quart, 1950.
Hagman, G. : Mourning : a review and reconsideration. Int J Psychoanal, 1995.
Heiman, P. : On Counter-Transference. Int J Psycho-Anal, 31, 1950.

著者略歴

渡辺俊之（わたなべ・としゆき）

精神科医・高崎健康福祉大学・大学院教授

一九五九年群馬県生まれ。

一九八六年東海大学医学部卒業後、東海大学付属病院精神科勤務。東海大学医学部精神科学教室講師（医学博士）を経て、二〇〇四年より現職。

精神分析学会認定精神療法医、同認定スーパーバイザー、二〇一三年より日本家族研究・家族療法学会会長。

専門は、精神療法、家族療法、介護における心理的問題。

最近の著書は、『リハビリテーション患者の心理とケア』（医学書院、二〇〇〇年）、『ケアの心理学―癒しとささえの心をさがして―』（ベストセラーズ、二〇〇一年）、『介護家族という新しい家族』（至文堂、二〇〇三年）、『介護者と家族の心のケア』（金剛出版、二〇〇五年）、『Afterglow―最後の輝き―』（文芸社、二〇一二年、藤村邦名義）など。

新版　ケアを受ける人の心を理解するために

二〇〇五年一月一〇日　初　版　発　行
二〇一三年一〇月一日　新　版　発　行
二〇一五年二月一〇日　新版第二刷発行

著者　渡辺　俊之

発行者　荘村　明彦

発行所　中央法規出版株式会社
〒110—0016　東京都台東区台東三-二九-一　中央法規ビル
営　業　TEL〇三-三八三四-五八一七　FAX〇三-三八三七-八〇三七
書店窓口　TEL〇三-三八三四-五八一五　FAX〇三-三八三七-八〇三五
編　集　TEL〇三-三八三四-五八一二　FAX〇三-三八三七-八〇三二
http://www.chuohoki.co.jp/

印刷・製本　株式会社ヤザワ

装幀　箕浦　卓

本文イラスト　堀江　篤史

定価はカバーに表示してあります。
ISBN978-4-8058-3897-6